U0338513

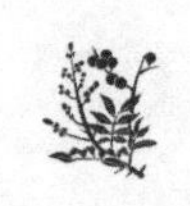

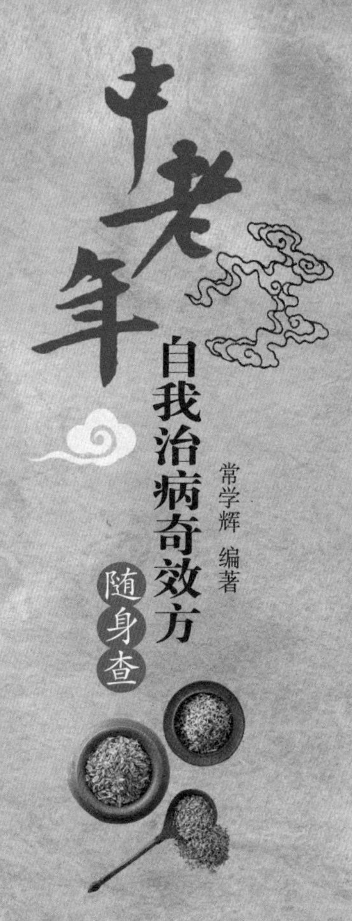

中老年自我治病奇效方随身查

常学辉 编著

天津出版传媒集团
天津科学技术出版社

图书在版编目（CIP）数据

中老年自我治病奇效方随身查 / 常学辉编著．—天津：天津科学技术出版社，2013.12（2024.3 重印）

ISBN 978-7-5308-8590-1

Ⅰ．①中… Ⅱ．①常… Ⅲ．①中年人—疾病—验方—汇编 ②老年病—验方—汇编Ⅳ．① R289.5

中国版本图书馆 CIP 数据核字（2013）第 304228 号

中老年自我治病奇效方随身查

ZHONGLAONIAN ZIWO ZHIBING QIXIAOFANG SUISHENCHA

策划编辑：杨　譞

责任编辑：孟祥刚

责任印制：兰　毅

出　　版：天津出版传媒集团
天津科学技术出版社

地　　址：天津市西康路 35 号

邮　　编：300051

电　　话：（022）23332490

网　　址：www.tjkjcbs.com.cn

发　　行：新华书店经销

印　　刷：三河市万龙印装有限公司

开本 880×1230　1/64　印张 5　字数 128 000

2024 年 3 月第 1 版第 2 次印刷

定价：58.00 元

前言

人到中年疾病多，老来更是疾病缠身。中老年时期，人体功能逐渐衰弱，免疫力和抵抗力也随之下降，这致使大病小病接踵而来，有的人甚至同时患有多种疾病，常年往医院跑。高额的医疗费用常使中老年朋友不堪重负，长期服药所产生的副作用又给中老年人增添了新的痛苦。于是，越来越多的人开始将目光转向祖国传统的中医药，希望能从民间偏方、秘方中寻求一线曙光，重获健康。

绵延数千年的中医药学为我们留下了大量珍贵的奇方、偏方、验方、秘方和妙方，其中不乏组合精当、构思奇特、疗效显著的奇效良方。奇效方用药极为简洁，贵在出奇制胜，往往选择人们常用却未想到的药材配伍，甚至以单味药取效。更令人称奇的是，一些药方中的药材看似与所治疾病无关，却能药到病除，这实际上是运用了中医五脏相生相克的原理，通过调养其他相关脏器，来达到患病脏器痊愈的目的。因此，中医治病奇效方一直以

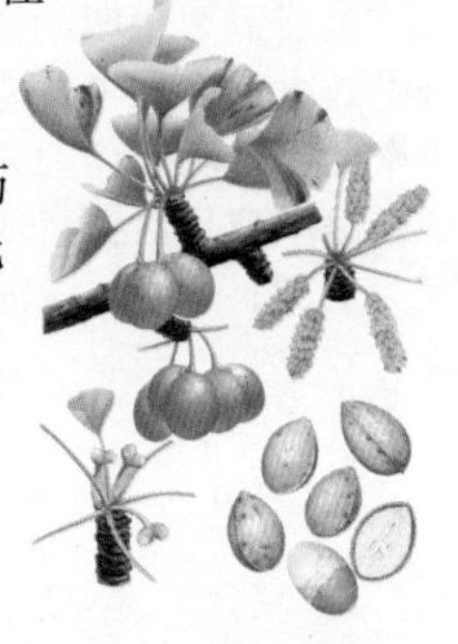

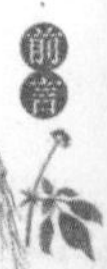

来都颇受老百姓的信赖和欢迎。

由此可见，古今奇效方对现代人来说有着极大的挖掘潜力，对容易患病的中老年人而言更是如此。为使广大中老年患者能够利用中医奇效方摆脱疾病，我们搜集了历代名医草药良方，挖掘古今医籍、文献和报刊中的奇效验方，遍寻民间广泛流传的老偏方，广罗各民族独特的治病秘方，精选出500多个有效、简便、经济、实用的奇效方，并根据奇效方的主治疾病分为传染性疾病、呼吸系统疾病、消化系统疾病、循环系统疾病、泌尿系统疾病、内分泌系统疾病、神经系统疾病、肤外科疾病、肛肠外科疾病、五官科疾病、骨伤科及风湿性疾病、各种癌症共十二章，涉及疾病上百种。每种疾病都提供了多种治病奇效方，既有内服方，也有外敷方，还有食疗方，便于中老年患者根据自身状况和疾病性质选择采用。中老年患者利用奇效方自我治病，不但省钱，还能免去来回跑医院的麻烦。

最后需要说明的是，中医讲究辨证施治，书中所录奇效方仅供参考，未必适合所有人，在采用时应尊重个体生理和病理的差异性，最好配合医院的诊断并征得医生意见后再行使用。尤其对患有危重疾病的中老年朋友，一定要及时就医，在医生的指导下使用此类奇效方，以期取得更好的治疗效果。

目录

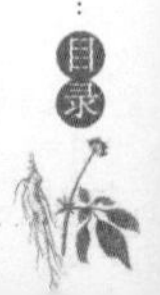

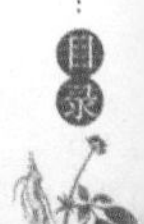

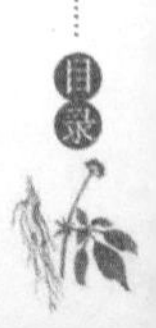

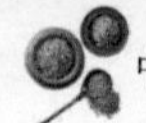

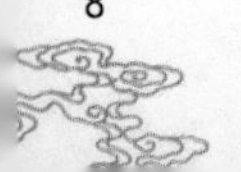

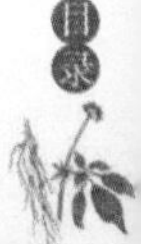

第十节 便血症、便秘……93

第十一节 肝硬化及肝硬化腹水……97

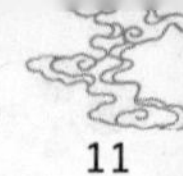

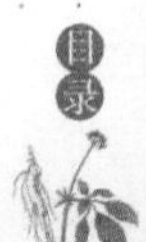

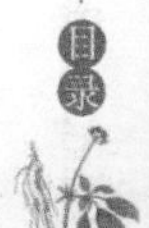

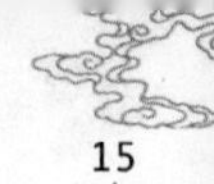

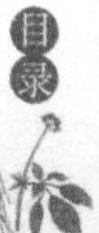

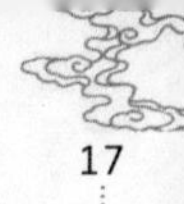

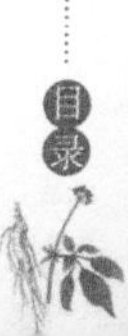

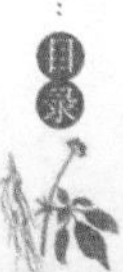

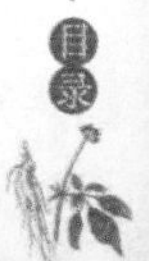

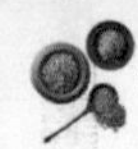

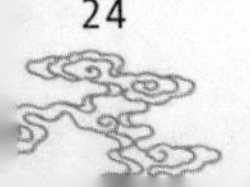

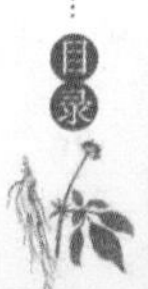

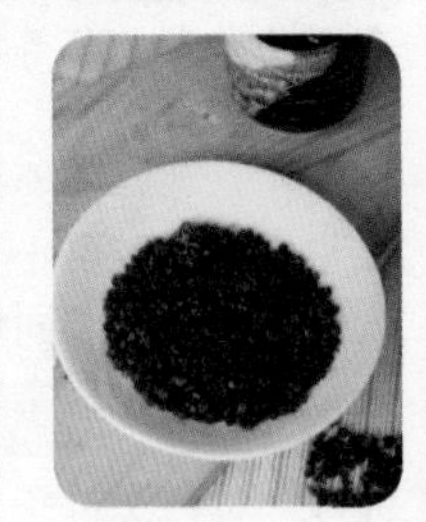

第十一章 骨伤科及风湿性疾病.......247

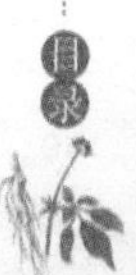

第二节 食管癌、胃癌 275

第三节 皮肤癌、白血病（血癌） 279

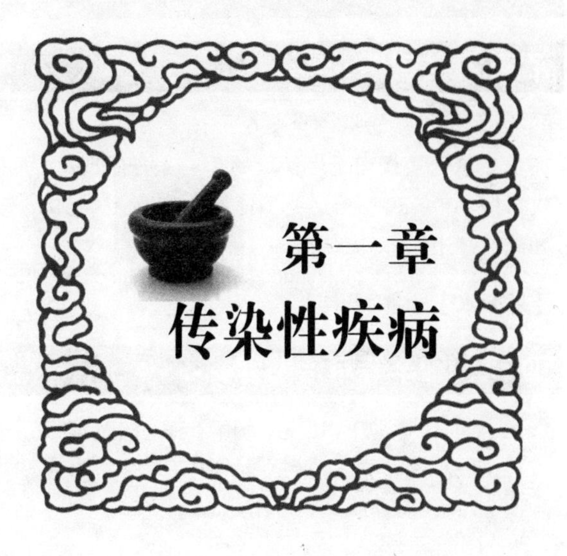

第一章 传染性疾病

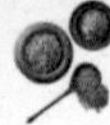

第一节 感冒发热

茵陈蒿防流感 >>>>

配方及用法 茵陈蒿全草6～10克（1人用量），加水熬至药液相当于生药量的3～4倍时即成。每次口服20～30毫升，每日1次，连服3～5日。如做治疗用，每日2次。

【荐方人】甘肃 胥毅

防风、细辛等可治感冒 >>>>

配方及用法 防风18克，细辛5克，白芷18克，黄芩18克，川芎18克，羌活12克，苍术18克，生地35克，水煎服。一般用药1剂即愈。

【荐方人】四川 冯启培

喝茶加洗脚防感冒 >>>>

方法 当天气突变，双足冰凉、身体不适时，马

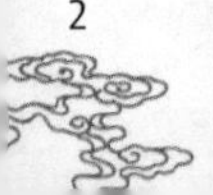

上喝一大杯热茶（茶叶 10 ~ 15 克，热开水 50 毫升左右，浸泡 10 分钟以上），接着用 50 ~ 60℃的热水泡脚 15 ~ 20 分钟，水量以浸过踝关节，周身感到热乎乎为度。隔 2 小时后，再如法重复 1 次。

【荐方人】福建 吴鹏飞

细辛贴神阙穴防感冒 >>>>

配方及用法 细辛 10 克。将细辛用沸水冲泡后沥去水分，待不烫手时敷在肚脐上（神阙穴），外用塑料纸覆盖，保持湿润，再用绷带包扎固定 12 小时后揭去。每周 1 次，可连用 2 ~ 4 次。

功效 细辛气味辛温，有发散风寒的作用。

【荐方人】四川 冯启培

冬青汁治感冒 >>>>

配方及用法 取冬青叶少许榨汁，每次饮用 3 毫升，日服 3 次。

【荐方人】安徽 李令峰

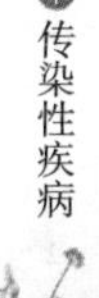

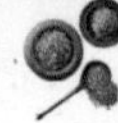

双花、连翘等治感冒 >>>>

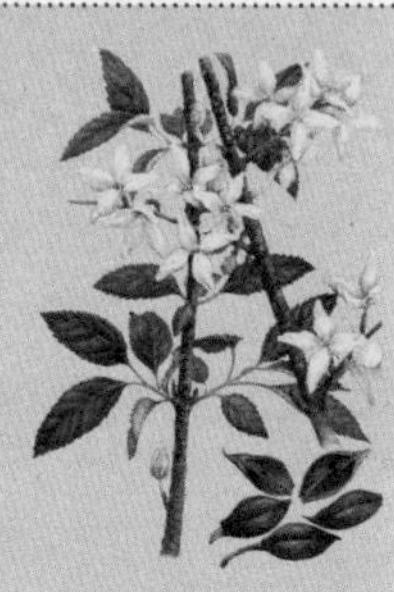
连翘

配方及用法 双花30克，连翘30克，芥穗18克，薄荷叶18克，黄芩30克，川贝15克，石菖蒲18克，藿香18克，神曲12克，白蔻12克，木通15克，滑石48克，大黄30克，菊花30克，上药共为粗末。将15～18克药末放在盖碗内，用开水冲入盖好，浸至适当温服，1日2剂。一般1剂即愈，重者不过3剂。

【荐方人】辽宁 王安才

羌活、防风等治感冒 >>>>

配方及用法 羌活、防风、川芎、白芷、白术、黄芪、桂枝、白芍、甘草、柴胡、黄芩、半夏各等份。上研粗末，麻油熬，黄丹收。每取药膏适量，做成小饼，贴于心口上，外用胶布固定。每日换药1次。

功效 实卫解表。

【出处】《当代中医师灵验奇方真传》

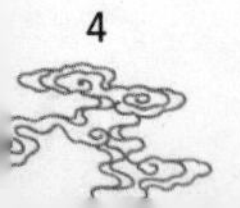

香薷、银花等治感冒 >>>>

配方及用法 香薷10克，银花、连翘各15克，青蒿12克，板蓝根、大青叶各30克。将上药水煎，分2次服，每日1剂。偏寒者，加淡豆豉；偏热者，加薄荷、野菊花；汗多者，去香薷；热盛者，加鸭跖草；咳重者，加杏仁、虎耳草；暑湿明显者，加鲜藿香、鲜佩兰、厚朴、六一散；恶心呕吐者，加姜半夏、竹茹。

【荐方人】安徽 李令峰

贯众治流感 >>>>

配方及用法 贯众30克，加水600～800毫升（水位平药）煎至300毫升左右过滤，加入糖精0.15克或加入适量糖，装入瓶中（备用汤剂须加防腐剂，服用时加热）。每天3次，每次100毫升左右，连服2天。

【出处】《新中医》（1976年增刊第2期）、《单味中药治病大全》

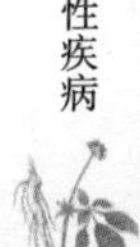

核桃、银花等治感冒鼻塞>>>>

配方及用法 核桃10个，银花10克，生姜20克，冰糖30克。将核桃去壳取仁，与银花、生姜、冰糖一起加水煎熬，熬至冰糖全部溶化为止，然后取药汁服用。每日1剂，分2次服，连服1～2剂。

【荐方人】四川 袁太江

生姜加感冒通敷腕脉处可退高热>>>>

配方及用法 取拇指般大的生姜一块，洗净后切为两半。将2片感冒通（如是“热伤风”则用感冒清）研成粉末涂撒于姜片切面上，再将涂撒了药粉的生姜片切面分别紧贴在感冒发热患者左右手腕内侧中医把脉处，并用医用带状胶布把姜片固定在手腕上，松紧以药粉不散落为度。一般5～10分钟即可退热。

【荐方人】马宝山

第二节 毒菌痢疾

苦楝子粉治白痢 >>>>

配方及用法 苦楝子150克，米拌炒成炭，研成细粉过筛，日服3次，每次服1.5克，服20天后愈。再服10天巩固疗效。

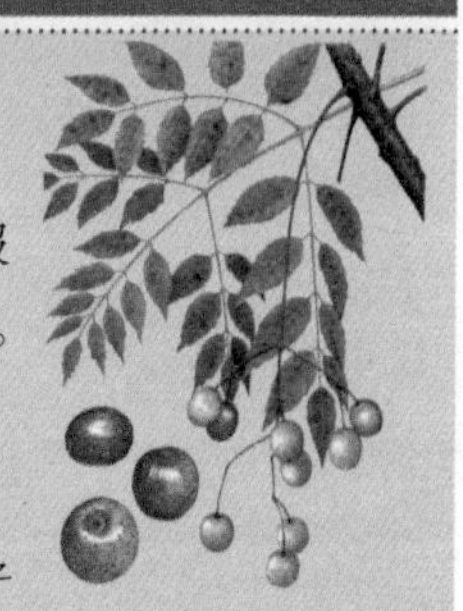

苦楝子

【出处】《广西中医药》（1983年第3期）、《中医单药奇效真传》

烧大蒜治痢疾 >>>>

配方及用法 将紫皮大蒜埋在柴炭火中，烧熟扒皮吃饱，1次即愈。用其他蒜蒸食也可。

【荐方人】黑龙江 苑光利

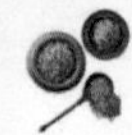

山楂可治痢 >>>>

配方及用法 取市售糖水山楂罐头或生山楂30～50克，水煎加食糖适量。每次少则服150毫升，多则可服500毫升。一般1次即可止痛止泻。孕妇慎用，泻止则停服。

功效 温脏止痛、止泻，对多种原因所致的腹泻及菌痢均有奇效。

【出处】《四川中医》（1990年第12期）、《单味中药治病大全》

用盐灸法治痢 >>>>

方法 取食盐1克左右，放入神厥（肚脐）凹陷处，再滴入2～3滴温开水，使盐湿润后，用火罐灸（拔）之。若无火罐，可用二号茶缸代替，为加大杯的拔力，用水涂杯口一圈拔之，不亚于火罐。拔火罐时，为避免火烧肚皮之苦，可把火具做成灯座形放在肚脐边点燃聚热后拔之。

【荐方人】河南 刘全掌

用当归、藿香等治泻痢 >>>>

配方及用法 ①腹痛有风时：当归5克，藿香3克，槟榔3克，茯苓6克，地榆5克，薄荷3克，车前子9克，萝卜子9克，甘草3克，陈皮3克，黄芩5克，白芍6克，水煎服。②腹无痛无风时：在方①中，除去黄芩、陈皮2味，将当归改为3克，并增加茅根6克。

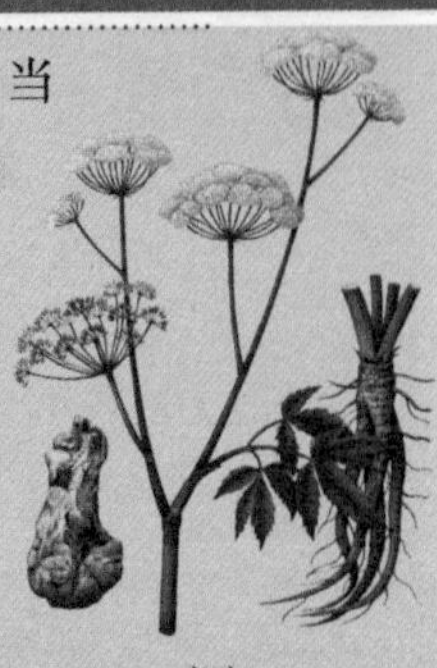
当归

【荐方人】新疆 邢源恺

用上肉桂等可治菌痢 >>>>

配方及用法 上肉桂1克，刮去粗皮，研为细末，先取一半，用开水送下，1小时后再服剩下的一半。稍停片刻，再取生川军15克，搓粗末，分做3次服，每隔2～4小时服1次。服后片刻即觉腹鸣，旋即泻下较多恶秽稀粪，或杂少量黏液脓便。泻后腹内即觉轻松。注意忌食生冷，休息一两天即愈。

功效 见菌痢初起即投以上方，均获速效。

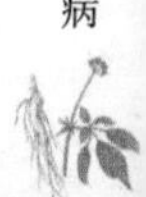

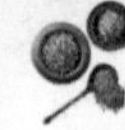

复方马齿苋治痢疾 >>>>

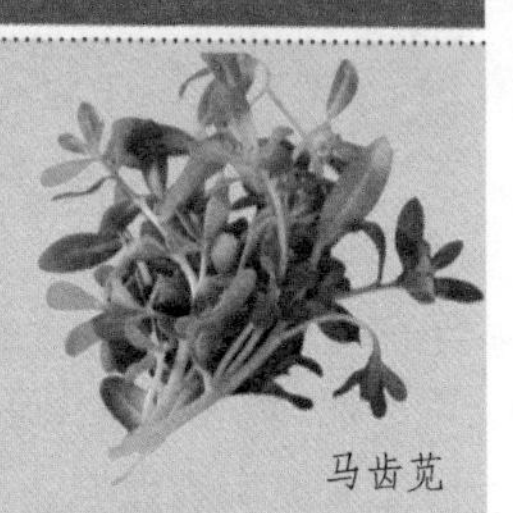
马齿苋

配方及用法 鲜马齿苋90克，当归、白芍、槟榔片、乌梅、黄柏、地榆炭、厚朴、茯苓、陈皮各9克，木香5克，黄芩、白头翁各12克，甘草6克，水煎服。

炒白芍、当归等可治痢 >>>>

配方及用法 炒白芍30克，当归30克，车前子（单包）15克，萝卜子9克，槟榔6克，枳壳15克，粉甘草6克。上药水煎服。

【荐方人】河南　底世东

鱼腥草治痢 >>>>

配方及用法 取新鲜鱼腥草一小把，洗净晾干，用木棍捣烂，放入洗净拧干的纱布或毛巾中包好，拧汁服用。白痢在汁中加适量白糖，红痢在汁中加适量红糖，3小时服1次，连服3次见效。

【荐方人】江西　傅鹤鸣

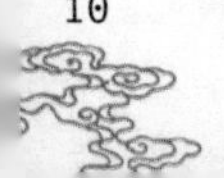

第三节 疟疾、霍乱

二甘散贴脐治疟疾 >>>>

配方及用法 甘草、甘遂各等份。共研细末，贮瓶备用。每次取本散0.5 ~ 1克，用药棉裹之如球状，于疟疾发作前2小时放置肚脐内，外盖纱布，以胶布固定，贴紧，勿泄气。每次贴1 ~ 2天。当时即可抑制症状，个别亦显著减轻症状。

【出处】《新中医》（1982年第7期）、《中药鼻脐疗法》

指天椒贴敷治疟疾 >>>>

配方及用法 指天椒适量，将其捣烂如泥，摊于棉垫上如铜钱大，贮存备用。于疟疾发作前4 ~ 6小时，取药丸贴在神阙（肚脐）、大椎两穴，以胶布固定。每次贴4 ~ 6小时后除去。每日1次，3 ~ 4次为1疗程。

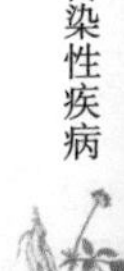

【出处】《穴位贴药与熨洗浸疗法》《中药鼻脐疗法》

辣椒、大茴香可治疟疾 >>>>

配方及用法 辣椒、大茴香等份研末，于疟疾发作前2小时用膏药贴大椎穴。

【荐方人】陈德馨

巴豆雄黄贴耳郭可治疟疾 >>>>

配方及用法 巴豆、雄黄等份。将巴豆去壳、去油制成巴豆霜，研末，雄黄亦研末，均匀拌和，贮瓶中备用。取绿豆大小的药粉放在1.5平方厘米的胶布中心，于疟疾发作前5～6小时贴于耳郭处上方乳突部位，7～8小时后撕下，可见小水疱，是正常反应，不用处理。

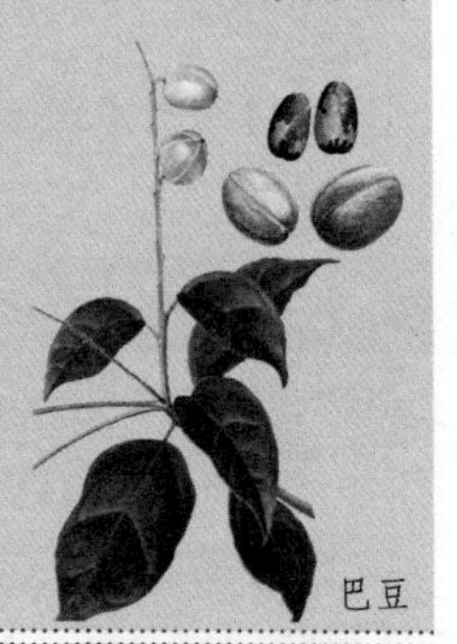
巴豆

【出处】《新医学》（1972年第12期）、《单味中药治病大全》

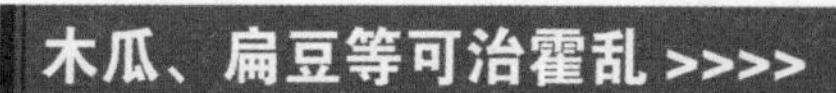

木瓜、扁豆等可治霍乱 >>>>

配方及用法 木瓜、扁豆各 31 克，广皮 9 克。清水煎，分 2 次服，每隔 5 小时 1 次。病重的可 1 次服，甚至 1 日 2 剂，其中木瓜可用至 62 克。

【荐方人】广西 黎克忠

真川连、黄芩等可治霍乱 >>>>

配方及用法 真川连（酒炒之）、黄芩、老干姜各 120 克，真川贝 30 克（去心），车前草 30 克，荆芥穗、真广皮、炒麦芽、丁香、砂仁（去壳）各 15 克，萆茇 30 克。以上各味必须为地道真正的药材，并称准分量，共研为细末，用荷叶自然汁（必须是新鲜荷叶自然汁，切不可用蜂蜜或者其他物汁之类取代）一并配制为药丸。每剂药料共制作药丸 200 粒。每次服 1 丸，用开水送服。如属病重者，加服 1 丸。服药期间，禁忌荤腥食物入口。

功效 对霍乱患者中的上吐下泻、泻出物如同米汤者，以及腹不痛、鸣响如雷者，疗效颇佳。

【出处】《神医奇功秘方录》

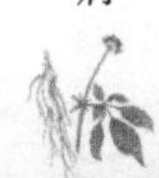

第四节 淋病、梅毒

白花蛇舌草可治淋病>>>>

•配方及用法 白花蛇舌草25克，加清水2500毫升，水煎30分钟后，去渣，分3次服，每日1剂。

【荐方人】广东 何霖强

酢浆草、大蓟根等可治淋病>>>>

•配方及用法 酢浆草、大蓟根、积雪草各31克。用清水煎成浓液约一热水瓶，每天分3次服。服药后1～2天即从尿道排出乳白色黏稠液，随后排出小便，病情好转，继服3剂痊愈。

【荐方人】福建 侯天二

川军、海金沙等可治淋病>>>>

•配方及用法 川军31克，海金沙24克，共为细末，用鸡蛋清和为丸，如绿豆大。上药分4日

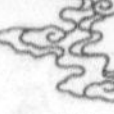

服完，开水送下，服完即愈。（川军为泻药，体弱者禁用。）

【荐方人】河北 许近仁

诺氟沙星胶囊可治淋病 >>>>

配方及用法 取诺氟沙星胶囊 1 克（每粒含量为 0.1 克，共 10 粒），饭后 1 次服完，次日症状减轻，3 日可愈。

【荐方人】四川 黄光松

土茯苓等可治妇人梅毒 >>>>

配方及用法 土茯苓 31 克（先煎），忍冬藤 31 克（先煎），羌活、大黄各 9 克（后下），前胡 6 克，薄荷 4.5 克，甘草 3 克。用水 600 毫升先煎前两味，煎至 400 毫升下羌活、前胡、薄荷、甘草，煎至 200 毫升再下大黄，煎 3 分钟，分 2 次服。一般服 10 ~ 15 剂痊愈。

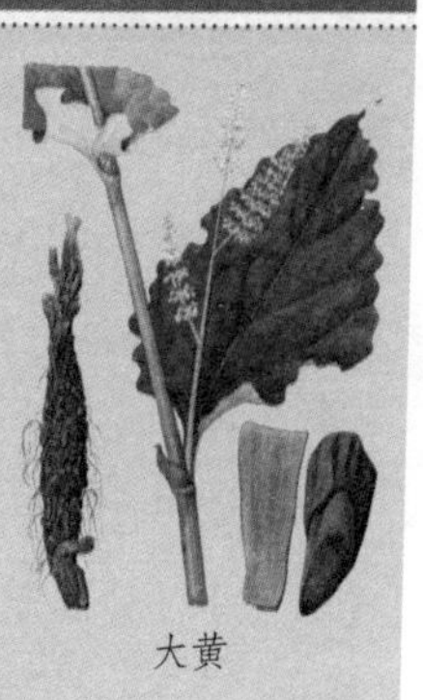
大黄

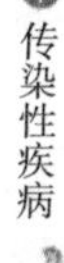

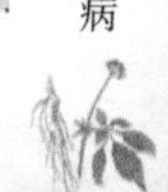

【出处】广西医学情报研究所《医学文选》

土茯苓、了哥王等可治梅毒>>>>

配方及用法 土茯苓20克，了哥王9克，九里明10克，苦李根6克，甘草5克。上药均为干品量，合共碾研为粉末，蜜制为丸，每丸重9克，早晚各服1丸。

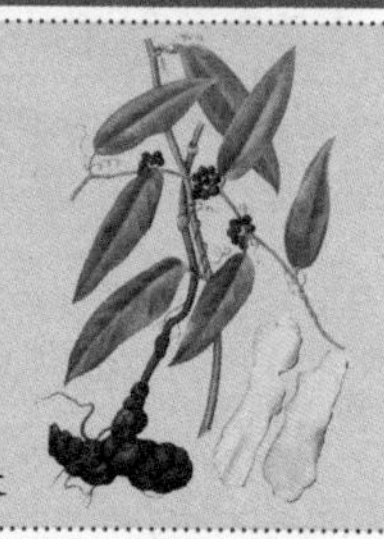
土茯苓

【荐方人】广西 唐汉章

人参、白术等可治梅毒>>>>

配方及用法 人参50克，白术50克，当归50克，黄芪50克，大黄50克，金银花50克，土茯苓50克，石膏50克，甘草15克，远志15克，天花粉15克，柴胡10克。以上各味药水煎服，服用2剂后，上述药方减去大黄、石膏2味，再加上茯苓100克，连服4剂后，可治愈其病。

【出处】《神医奇功秘方录》

第五节 狂犬病

生大黄、斑蝥等可治狂犬病 >>>>

配方及用法 生大黄10克，斑蝥3克，糯米200克。先把糯米铺在锅上，把两种药放在糯米上，微火烘干，等糯米呈金黄色，连同两种药共研成细末。用药末冲温糯米酒，在被疯狗咬伤后第13天左右一次服下，千万不要过早或过迟，否则无效。

备注 服药后在家休息，2小时左右解小便开始疼痛，便发尿淋症一样经常要解小便，但每次不多，很痛。当解小便不再痛时，证明恶毒泄尽。如还感觉痛，应再服1次。

【荐方人】江西 谢纲洪

青风藤、线麻黑炭可治狂犬病 >>>>

配方及用法 取12克青风藤研末。将60克线麻弄成麻团，放在盆内，由二人合作烧制，一人点燃

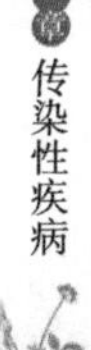

麻团，另一人立刻弄灭，如此反复进行。二人须连续协调一致，不可间隔时间过长，以防烧成无用白色麻灰。最后取出12克黑炭入药。藤末、麻炭混合后，用温开水调好，一次内服，再喝上几口酒以做引药，随即盖严被子出透汗即可，不必再服药。

备注 服药后，以百天为限，此期间不发病为治愈的标志。中药店可买到草药青风藤；线麻，即北方农村妇女做布鞋用的普通麻，也叫苎麻、芋麻。

【荐方人】吉林 季杰

斑蝥、川黄连等可治狂犬病 >>>>

配方及用法 斑蝥3个，川黄连、江米各10克。将3味放砂锅内，炒黄为末。1次服，用黄酒送下。

备注 勿走荞麦地、棉花地。

【出处】广西医学情报研究所《医学文选》

枳壳、羌活等可治狂犬咬伤 >>>>

配方及用法 枳壳、羌活、沙参、茯苓、桔梗、丑牛、川芎、滑石、甘草、独活各20克，柴胡5克，马钱子（必须用烈火烧去毛尾，否则有毒）3颗。自找引子（黑竹根或海金沙、车前子）适量。先用黄泥加水搅成糊状，待黄泥沉淀后用黄泥水煎药。轻者口服1次，重者3次即愈。最好咬伤即服，咬伤数日口服同样有效。服后多休息，多喝白糖开水。

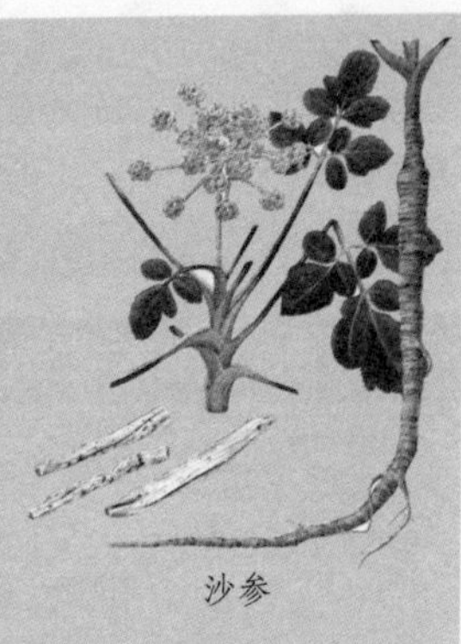
沙参

备注 黑竹根，即农村常见的黑斑竹，取其地下根；车前子，农村又称克马叶，取其果。煎药时，一定要用黄泥土加水沉淀后的黄泥水。

【荐方人】四川 彭刚

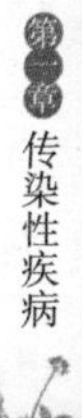

第六节 败血症、破伤风

治败血症秘方数则 >>>>

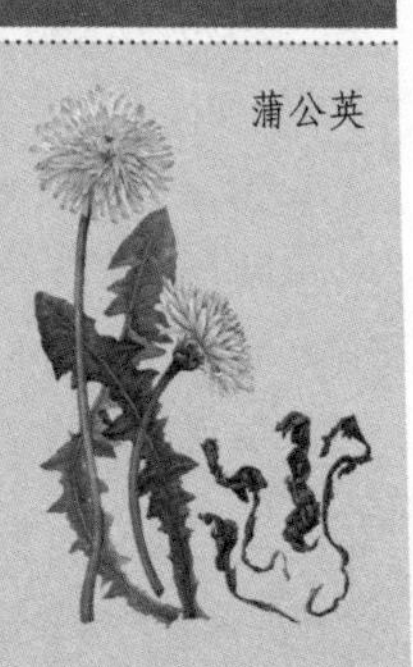

配方及用法 我国中医治疗败血症的妙方不少，这里简单介绍几种。①银花50克，连翘50克，大青叶55克，蒲公英55克，一见喜55克，鸭跖草60克，鱼腥草80克，板蓝根100克，半支莲80克，紫花地丁70克，鲜生地60克，野菊花100克。以上各味药置砂锅中，加水适量煎服，每日2次，每日1剂服用。②取鲜漆姑草（又名珍珠草）150克，水煎之，每日1剂，每剂分3次服完。③取南星、防风、白芷、天麻、白附子、羌活，各味分量相等，共研为细末，每次取10克药末，热酒一盅送服。病症严重者，可取药末15克，以儿童小便热而调药服之，其效甚佳。

【出处】《神医奇功秘方录》

老葱白治疗破伤风 >>>>

配方及用法 老葱白（连须，去叶不去皮）500克，黑扁豆45克，棉籽90克，高粱原酒75克。①棉籽炒焦至酱紫色，碾碎，过筛去壳。②葱白加水四五碗，煎成汤。③酒温热。④黑扁豆放大铁勺内炒，先冒白烟，后冒青烟至90%炒焦时离火。然后把温酒倒入铁勺，过滤，留酱紫色酒液。把棉籽粉与酱紫色酒液混合，加适量葱汤搅如稀饭样，灌服，服后盖被发汗。连服2天。

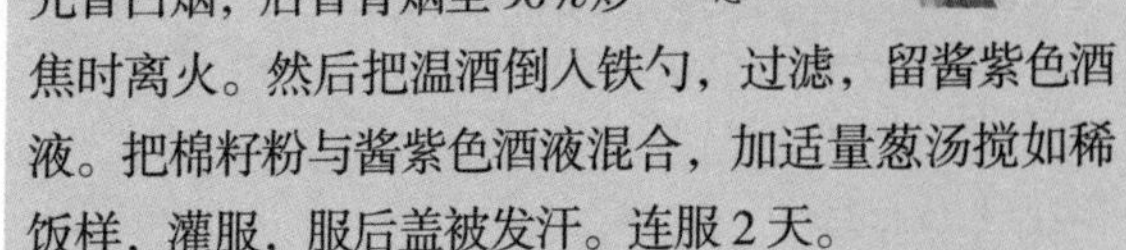

葱

功效 发表，通阳，解毒。用治破伤风。

【出处】广西医学情报研究所《医学文选》

蜈蚣等治破伤风 >>>>

配方及用法 蜈蚣1条，全蝎、南星、天麻、白芷、防风各3克，鸡矢白（焙干、研末，冲服）、关羌活各6克。先煎诸药去渣，放入鸡矢白末，加黄酒1杯，分3次口服，上药为1日剂量。必要时

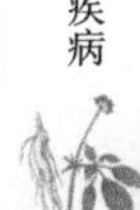

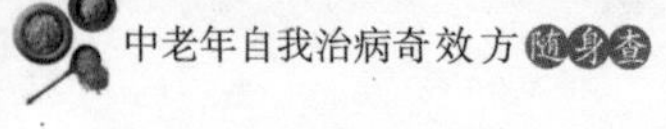

成人也可加倍服用，对牙关紧闭不能咽下的患者，可做保留灌肠，亦可收到同样的效果。

【荐方人】河南 楚明

蝉衣黄酒治破伤风 >>>>

•配方及用法 晁某，63岁，农民，山西省新弓县人。1963年6月用火柴棍掏耳朵，不慎将火柴棍折断在耳内，家人用剪子将火柴棍从耳内取出。次日晨，患者感到牙关紧，张口困难，继则出现苦笑面容，项背强直，四肢抽搐，角弓反张，反复发作。进食饮水困难，患者痛不欲生。发病后注射过“破伤风抗毒血清”，针刺合谷、太冲、大椎、风池等穴，并服中药玉真散等，病情依旧。遂予蝉衣15克，黄酒250毫升，将蝉衣入黄酒内同煎（若酒少淹没不了蝉衣，兑少量水同煎），煎后去蝉衣，饮酒（若患者酒量小，可分2～3次饮完）。临睡前服药酒，夜间果出黏汗（汗液出如丝线状）甚多，并感胃中有烧灼感。次日晨，患者首先感到牙关已不紧，可张口饮水，继之项背已不强硬，脖子可转动，抽搐亦止。

【出处】《中医单药奇效真传》

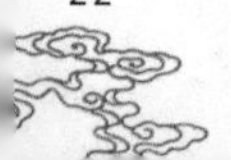

蝉蜕、防风等治破伤风 >>>>

配方及用法 蝉蜕20克，防风、全蝎、蜈蚣、僵蚕、钩藤各15克，竹黄、胆南星、大辰砂各7克，苯巴比妥0.1克 ×10片。将上药共研为极细末，装入瓶内备用。成人6克，每日分早、中、晚3次口服。

地龙、蝉衣等治破伤风 >>>>

配方及用法 地龙、蝉衣、天麻、羌活、防风、荆芥、胆南星各9克，钩藤、赤芍、明矾各10克，蜈蚣、全虫各5克。将上药共研为极细末，过120目筛后，装入干净瓶内备用。用时，以凉开水冲服。每日2 ~ 3次，3天为1个疗程，直至痊愈为止。

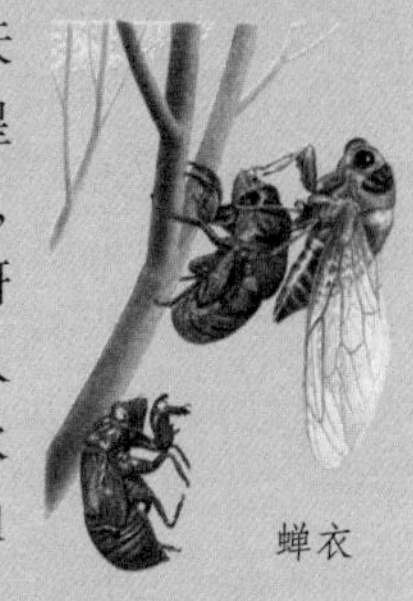

蝉衣

【荐方人】江苏 谭文廷

蜈蚣、全虫等治破伤风 >>>>

配方及用法 蜈蚣3克，全虫、防风、胆南星、白芷、天麻、钩藤各5克，羌活8克，丹皮10克，

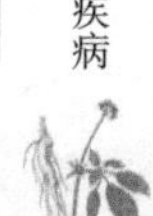

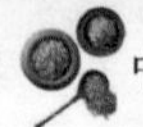

鸡矢白末6克，黄酒适量。将前9味药水煎2次后，去渣，加入鸡矢白、黄酒，搅拌均匀后，分早、中、晚3次口服。本方药为1日剂量。如患者牙关紧闭，不能咽下，可保留灌肠。

蒲公英、金银花等治破伤风>>>>

配方及用法 蒲公英、金银花、当归、败酱草各30克，连翘20克，僵蚕、钩藤、防风、川芎、羌活各15克，红花、桃仁、全蝎各10克，栀子12克，蜈蚣3条。若大便秘结者，加生大黄（后下）、火麻仁各10克；若兼有痰盛者，加天竺黄15克，上药水煎3次后合并药液，分早、中、晚3次口服，每日1剂。

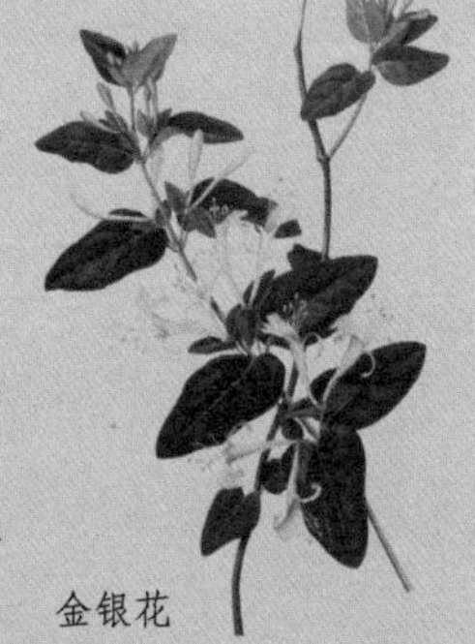
金银花

【出处】《神医奇功秘方录》

丹皮、赤芍等治破伤风>>>>

配方及用法 丹皮、赤芍、麦门冬、茯神、胆南星、

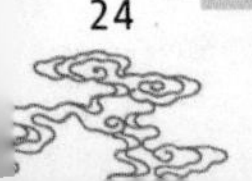

钩藤、羌活、防风各10克，薄荷叶、陈皮、当归、全蝎各6克。将上药水煎，每日1剂，分3～4次口服。3剂1个疗程。

黑桑葚、胆星等可治疗破伤风 >>>>

配方及用法 黑桑葚9克，胆星9克，蝉蜕（焙黄）9克，虎胫骨3克，串肠米7.5克（即狗吃米，便出未消化者，洗净焙黄），血余62克（年老白发）。将上药共研为细末，用好蜜124克浸润20分钟，再加黄酒125毫升，香油125毫升，煎熬成膏，剩300克左右。熬此药时不可混入唾沫及水（水混入后，蜜、油分解，不能使用）。成人一天内将药服完，每隔20分钟服1次，每次服15克左右，白水送下。饭前饭后服用皆可，第二剂吃2天。服药后应发汗，多喝开水。一般1剂即愈，重者不过3剂。

【荐方人】河北 申万清

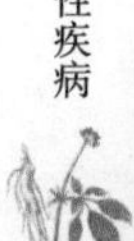

第七节 甲肝、乙肝

公猪胆治甲肝 >>>>

配方及用法 从刚宰杀的公猪肚内取出新鲜猪胆，划破，将胆汁倒进碗里，一口喝完，然后取适量白糖或甜食放入口中改变苦味。每日 1 次，连服 5 天为 1 疗程。轻者服 1 个疗程，重者服 2 个疗程即可痊愈。此方对甲型肝炎有特效。

【荐方人】江苏 曹作

疏利清肝汤治急性甲肝 >>>>

配方及用法 藿香（后下）、薄荷（后下）、五味子各 6 克，车前子（包煎）、龙葵、马鞭草各 30 克，生大黄（后下）3 克，飞滑石（包煎）、生薏米各 15 克，茯苓、白芍、枸杞各 12 克。每日 1 剂，分 2 次服。

【出处】《上海中医药杂志》（1989 年第 12 期）、《实用专病专方临床大全》

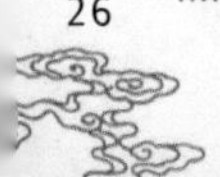

益肾清解汤治慢性乙肝 >>>>

配方及用法 巴戟、肉苁蓉、制首乌各20克，淫羊藿、菟丝子、丹参、黄芪、白芍、黄柏各15克，虎杖、旱莲草各30克，晚蚕沙、郁金各10克。水煎服，每天1剂。

【出处】《全国名老中医秘方》

冬虫夏草、石松等治乙肝 >>>>

配方及用法 冬虫夏草100克，石松80克，蜂尸100克，守宫60克，茵陈80克，五味子60克，陈香60克，羚羊角40克。将诸药晒干共碾细粉，每次内服5克，每日2次，30天为1疗程。服药期间忌白酒、辣椒。

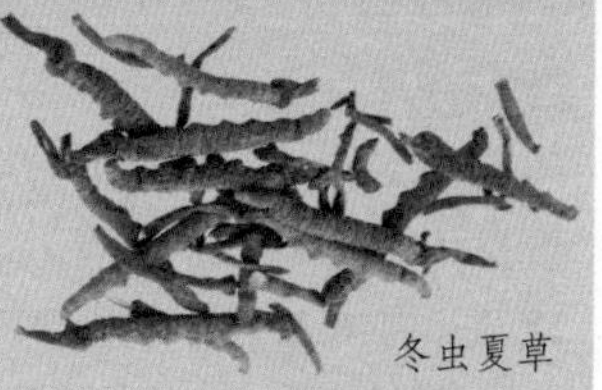

冬虫夏草

【荐方人】安徽 马彬

偏方猪肉煎治乙肝高酶不降 >>>>

配方及用法 丹参10克，白芍12克，龙胆草6克，滑石12克，茵陈10克，栀子6克，木通6克。

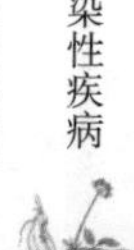

上述7味中药，同瘦猪肉一起蒸，每剂用瘦猪肉150～200克，切成大块，先将猪肉放入大碗内，在肉上铺一层纱布，把药放在纱布上，泡上水，水面要淹没全部药渣，然后放入笼内蒸3小时。揭笼后，将纱布提起稍拧，药渣倒掉，吃肉喝汤，日服1剂，连服5剂。

【出处】《偏方治大病》

连翘、栀子等可治乙肝 >>>>

配方及用法 连翘（连召）15克，栀子15克，柴胡10克，丹参15克，茵陈50克，元胡15克，白术15克，黄芪20克，龙胆草25克。上述中草药可以制成汤剂、丸剂、冲剂或胶囊等剂型。

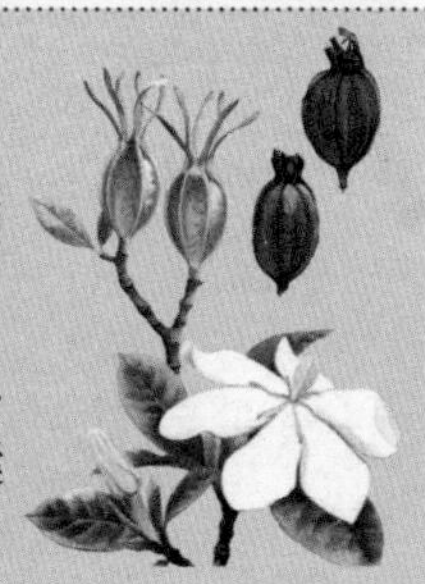

栀子

功效 可清热解毒、疏肝理气、健脾利湿、活血化瘀，消灭乙肝病毒，增强人体免疫力，减少肝脏纤维化，达到治疗目的。

【荐方人】河南 楚雪

第八节 肺结核

羊苦胆可治肺结核 >>>>

配方及用法 羊苦胆1枚，洗净后蒸食之。每日1枚，3个月为一疗程。

功效 清热解毒，有抑制结核病菌的作用。

备注 为了便于保存和食用，把羊胆焙干，研细，过筛，成为粉末，每日服1克，亦有同等功效。

玉米须冰糖治肺结核之咯血 >>>>

配方及用法 玉米须、冰糖各60克，加水共煎。饮数次见效。

功效 利水，止血。

四汁丸可治肺结核 >>>>

配方及用法 生藕汁、大梨汁、白萝卜汁、鲜姜汁、

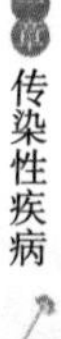

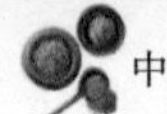

蜂蜜、香油、飞箩面各120克，川贝18克。将川贝研细面，和各药共置瓷盆内，以竹箸搅匀，再置大瓷碗或砂锅内，笼中蒸熟，为丸如红枣大。每服3丸，日3次夜3次，不可间断。

功效 散癖止血、养阴清热、化痰润肺。主治肺结核之喘咳、吐痰吐血等。

【出处】《中医验方汇编·内科》

蛤蚧、黄连可治空洞型肺结核 >>>>

配方及用法 蛤蚧3对，黄连500克，百部、白及各1000克。先将蛤蚧去头切成长条，用黄酒浸后，焙干，研粉。再将另3味以水洗净，晒干，粉碎过100～120目筛，与蛤蚧粉混合均匀，用开水泛为水丸（将药物细粉用冷开水、药汁或其他液体为黏合剂制成的小球形丸剂），干燥即得。分装成300袋，每袋约9克。每次1袋，每日3次，饭后温开水送服。

功效 适用于肺结核、慢性纤维空洞型肺结核。

【出处】《中草药通讯》（1978年第5期）、广西中医学院《广西中医药》增刊（1981年）

健肺宝可治空洞型肺结核 >>>>

配方及用法 白及、浙贝母、天冬、百部（炙）、百合（蜜炙）各30克，童鸡（去毛及内脏洗净）1只。上药共为粗末，装入洗净鸡肚内扎好，放入锅内文火炖煮，加作料、生姜少许，每周炖食1只药鸡，汤可饮，连续服食3个月为1个疗程。一般服食2～3个疗程可基本痊愈，空洞闭合。

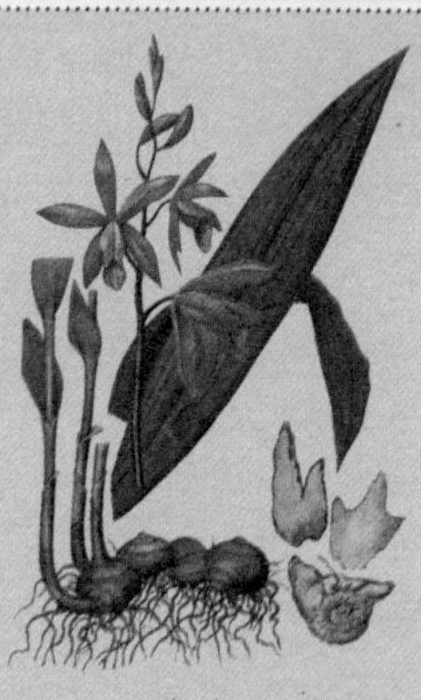

白及

功效 本方药精力专，疗效确切。方中白及一味为君，有逐瘀生新，补肺损疗咯血之功；天冬、百部二味抗结核抑菌；贝母、百合清肺化痰、解郁助肺而司清肃之令；尤妙在用童鸡一味血肉有情之品，鸡药合用培土生金，能增强机体免疫之能。

【荐方人】甘肃 赵炎声

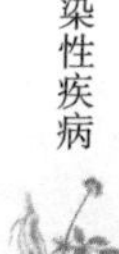

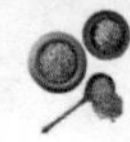

丁银夏枯丸可治肺结核>>>>

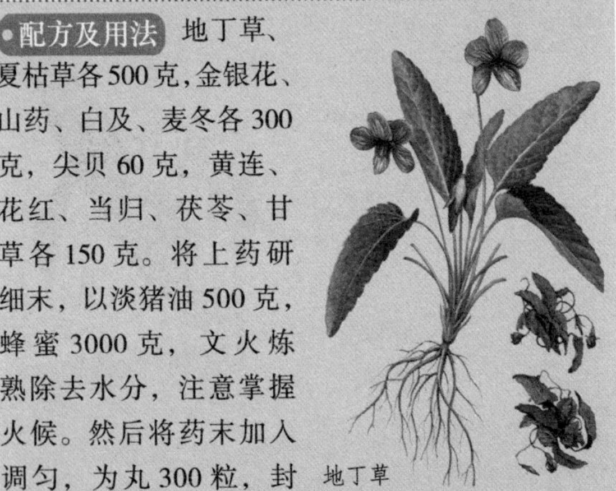

地丁草

配方及用法 地丁草、夏枯草各500克，金银花、山药、白及、麦冬各300克，尖贝60克，黄连、花红、当归、茯苓、甘草各150克。将上药研细末，以淡猪油500克，蜂蜜3000克，文火炼熟除去水分，注意掌握火候。然后将药末加入调匀，为丸300粒，封藏待服，勿令霉变。每日早饭前服3粒，3个月为1疗程。咯血者加三七50克；盗汗加枣皮150克；潮热加白薇300克；空洞加蛤蚧2对，五倍子150克。

【荐方人】四川 郑祥吉

吃白及鸡可止肺结核咯血>>>>

配方及用法 鸡杀死后，除毛和肠杂，洗净，将白及装入鸡肚内，置砂锅中加水3000毫升，不放任何调料和盐，煮熟。让患者分多次吃，日食数次，7天内吃完，休息3～5天再吃1剂。一般吃3剂可愈。

【荐方人】河南 申请宝

用鸭子炖黄精治肺结核 >>>>

配方及用法 宰杀家鸭（不分雌雄）1只，加黄精10克，不得加盐，清炖吃肉喝汤，每天吃1次，分7次于1周内吃完。坚持连续服食2～3个月，此症便可明显好转或痊愈。此方经济、简便、易行且无副作用。

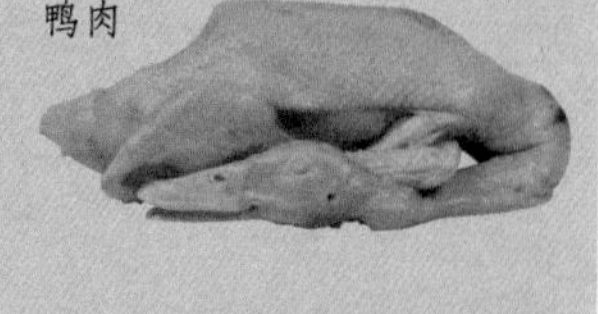
鸭肉

【荐方人】高云阁

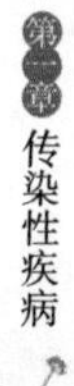

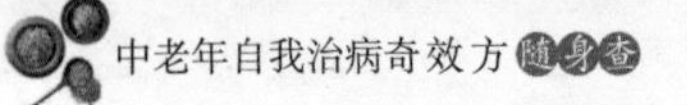

第九节 骨结核

用雄牛骨川椒枣治骨结核 >>>>

配方及用法 雄牛股下 2/3 段，川椒数粒，家枣数粒。先将牛骨骨髓取出，把川椒放入骨髓腔内，后放入家枣，骨断口处用黄泥封固，用木炭火烧存性研末。每 20 ~ 30 剂为 1 疗程，每剂分 3 等份，每晚临睡前用黄酒送服 1 份，一般 1 ~ 3 个疗程即可痊愈。

备注 服药期间忌一切豆类、狗肉、海味。睡觉时忌用被子蒙头睡。

【荐方人】江西 董政

内服外敷蜈蚣粉治骨结核 >>>>

配方及用法 将蜈蚣烘干，研极细末，胶囊装盛，每次服 5 粒，每日 2 次。同时，外用凡士林纱布沾上蜈蚣粉末，填入瘘管内，每日 1 次。

【荐方人】朱良春

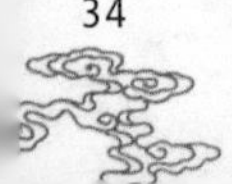

乌龟粉可治骨结核 >>>>

配方及用法 取乌龟1只，将其埋在谷糠内，并点燃将龟烧死后，烤干研面，用黄酒冲服3天即可。

【荐方人】靳祥英

壁虎可治骨结核 >>>>

配方及用法 壁虎，焙干，研为细末，储瓶备用。每次口服1克，每日3次，长期服用。

【出处】《广西中医药》增刊（1981年）

鳖甲粉可治溃疡性骨结核 >>>>

配方及用法 鳖甲50克，研成细粉。先在清洁的铝饭盒底层放适量医用白凡士林，上撒少许鳖甲粉，然后放上纱布条100块，再将剩余的鳖甲粉撒在上面，盖好饭盒盖蒸沸灭菌30分钟即得。病灶常规消毒，清除坏死组织，然后将鳖甲油纱条用探针轻轻填塞到病灶底部，隔日换药一次。对结核性脓肿未溃而有波动感者，切开后，处置如上法。

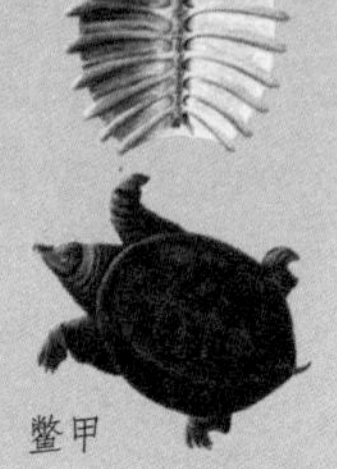
鳖甲

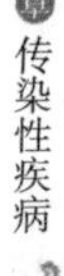

第十节 淋巴结核

穿山甲、蛇蜕等可治淋巴结核 >>>>

配方及用法 穿山甲、蛇蜕、乳香、没药各9克，鱼鳔31克，鸡蛋5个，香油250克。香油炸药，先下穿山甲、蛇蜕、鱼鳔、鸡蛋，后下乳香、没药，炸至黄焦为度，共捣泥。上为1剂药，每次服1匙，每日3次，1周服完。

【出处】《常见病特效疗法荟萃》

猫眼草膏可治淋巴结核 >>>>

配方及用法 猫眼草5千克，洗净加水15千克，浸泡3天后，慢火熬3小时，去渣，再慢火熬至起泡似鱼眼时即成糊状，装瓶备用。根据疮口情况，在局麻下清除创面坏死组织及腐肉后，用涂有猫眼草膏的无菌纱布覆盖（有窦道者用刮匙刮除豆渣样物及脓汁后，取适量药膏纳入），包扎固定。视脓汁多少每天或隔天换药1次，直至疮口愈合。重者可加服抗结核药。

【出处】《河北中医》（1991 年第 3 期）、《单方偏方精选》

全蝎鸡蛋饼可治颈淋巴结核 >>>>

配方及用法 全蝎 6 个，黑蜘蛛 6 个，蛇蜕 1 克。上药焙干捣末后，倒入 2 个去壳的生鸡蛋内，用芝麻油煎成鸡蛋饼。每日晨空腹食用 1 剂，7 天为 1 疗程。

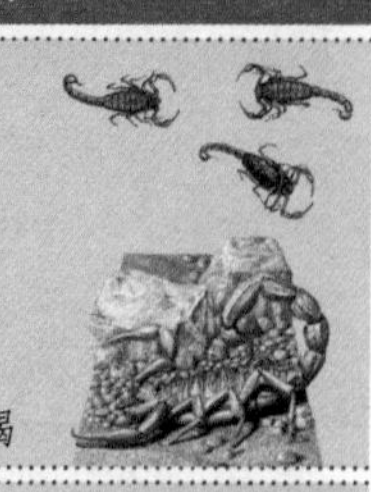

全蝎

【出处】《偏方治大病》

用守宫鸡蛋可治颈淋巴结核 >>>>

配方及用法 生鸡蛋 1 个，活守宫（俗称“壁虎”）1 只。将生鸡蛋用镊子轻轻敲一个小圆孔，直径约 1 厘米，用镊子将活守宫放入鸡蛋内，外用蛋壳封住孔口，涂以泥土密封，烘干后去壳（以不枯焦为佳），研末装瓶备用。每日服活守宫鸡蛋 1 个（约粉末 30 克），10 日为 1 疗程。

【荐方人】江苏 夏晓川

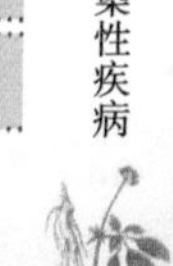

用蛇油可治鼠疮>>>>

配方及用法 活蛇1条，上等豆油500毫升。二者装入瓶中密封，待蛇化成油后，用蛇油涂患处，每日数次。

【出处】《健康生活报》（1995年7月14日）

用乌蛇皮贴敷可治鼠疮>>>>

配方及用法 黄某，素有肺结核。颈部右侧胸锁乳突肌的前后缘有6个瘰疬，大似甜杏，小如白果，表面光滑如串珠状，推之移动，质地坚韧，压痛明显，胀痛不适日趋加重。遂取与肿核大小适度乌蛇皮，用淘米水浸泡软化后贴于肿核上，胶布固定。皮干即另换一块，外贴半个月后告愈。

【出处】《浙江中医杂志》（1983年第4期）、《中医单药奇效真传》

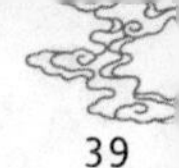

第十一节 寄生虫病

安蛔下虫汤可治蛔虫腹痛 >>>>

配方及用法 茵陈（先煎）60克，槟榔、乌梅各30克，木香、枳壳、使君子、苦楝皮、生大黄（后下）各10克，花椒3克。以水3碗，先煎茵陈至2碗去渣，纳诸药，煎至1碗下大黄，再煎十数沸，放温服用。一般用药1剂痛止，再服蛔下。

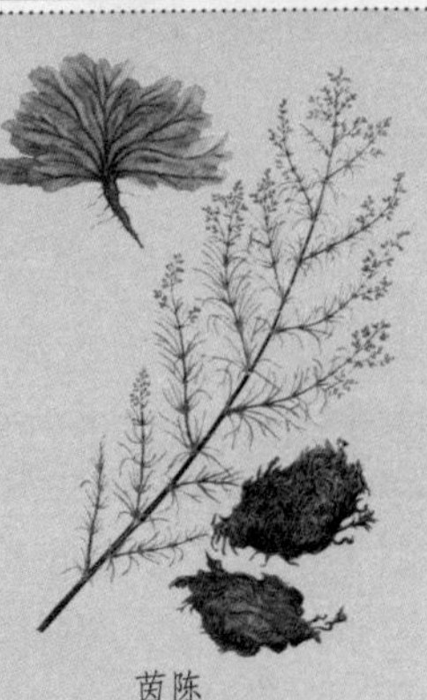
茵陈

功效 本方专治蛔虫所致的腹痛诸症（蛔虫性肠梗阻、胆道蛔虫病等）。

【荐方人】四川 杨忠贵

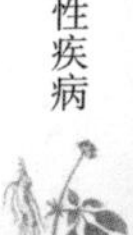

西洋参、黄芪等可治囊虫病 >>>>

配方及用法 西洋参30克，黄芪60克，鹿角胶30克，三七参30克，陈皮25克，半夏20克，茯苓30克，竹茹20克，雷丸70克，槟榔90克，全虫60克，三棱15克，蓬莪术15克，昆布30克，海藻30克，仙鹤草芽60克。上药精工各研细末，过120目筛。黄酒打为丸如绿豆大，晒干装瓶备用。每次10克，每日2次，饭前开水送下。3个月为1疗程，服1～2个疗程后观察其效果。

【荐方人】河南 吴振兴

南瓜子仁、槟榔等可治肠内囊虫 >>>>

配方及用法 南瓜子仁、槟榔各100克，硫酸镁30克。上药混合水煎服。服药前的头天晚上宜少吃饭，于次日早晨每隔半小时吃一次药，共吃2次，服药1小时后，便可将囊虫排出体外。

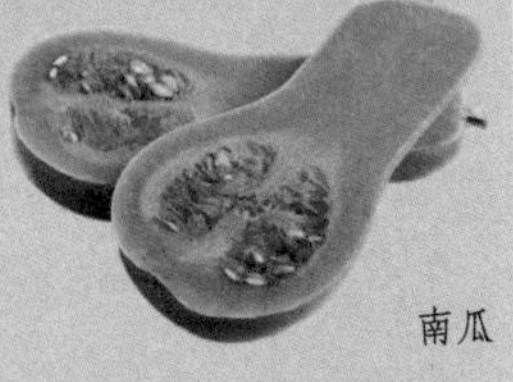
南瓜

【出处】《神医奇功秘方录》

全蝎朱砂散治囊虫病 >>>>

配方及用法 全蝎 50 克，蝉蜕 75 克，甘草 25 克，朱砂 15 克，琥珀 20 克，冰片 5 克。将上药共研细末，过 120 目筛（朱砂、冰片待其他药物研细后，再合成）。每次 3.5 ~ 5 克，每日服 2 ~ 3 次，温开水送下。

线麻叶蒸鸡蛋可治愈囊虫病 >>>>

配方及用法 取成熟期的线麻叶子（东北农村种的线麻，也叫麻子、苎麻、芋麻）20 ~ 30 个为 1 剂，将麻叶洗净研成细末，每剂打 2 个鸡蛋搅在一起，加入少许水，无盐上锅蒸熟，每早空腹服 1 剂。病史短、轻症患者，百日内可治愈；重患不超过半年。麻叶吃多出现头晕者，可适当减量，此外无其他副作用。

【荐方人】黑龙江 孙学良

姜半夏、雷丸等治囊虫病 >>>>

配方及用法 姜半夏、雷丸、陈皮各 9 克，茯苓、白芥子各 12 克，苡米 15 克。上药共研为细末，做成蜜丸，每服 9 克，每天 3 次。疗程 1 ~ 5 个月。

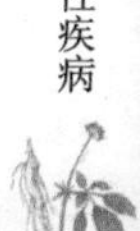

【出处】《吉林医药》（1974年第2期）、广西中医学院《广西中医药》增刊（1981年）

槟榔片、南瓜子等可治绦虫病>>>>

配方及用法 槟榔片150克，南瓜子（去皮取仁）125克，大黄（后下）、枳实各20克，贯众25克，雷丸（为末冲服）、二丑各10克，芜荑15克。上药煎煮30分钟取汁，煎煮2次，共计取汁约600毫升。药汁分2次服，服完一次过2小时后再服第二次。

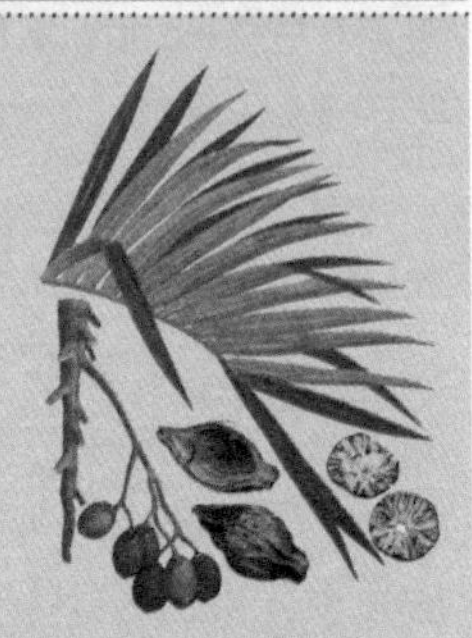
槟榔

功效 方中槟榔、雷丸、贯众、南瓜子、二丑、芜荑杀虫驱虫，麻痹、瓦解虫体，大黄、枳实攻积导滞、泻下驱虫，能使被杀死、麻痹之虫排出体外。如用本方1剂不成功者，可过1个月以后继续服用本方，身体虚弱者酌情减量。

【荐方人】黑龙江 潘维信

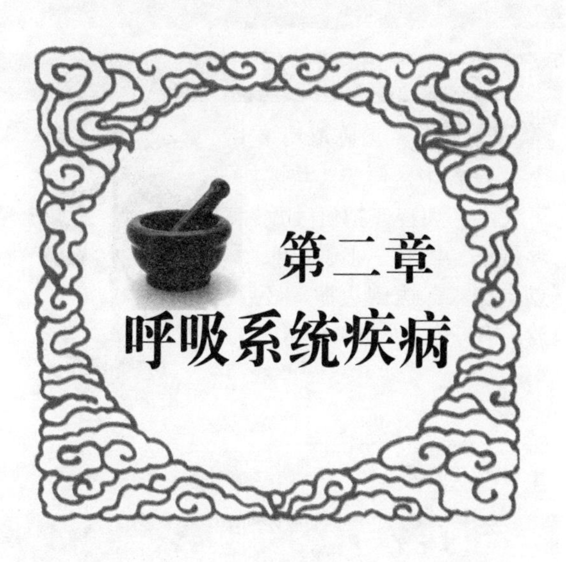

第二章 呼吸系统疾病

第一节 肺部疾病

用鸡蛋、鲜姜治肺气肿 >>>>

配方及用法 茵陈取鸡蛋1个打入碗中，鲜姜1块（如枣大小）切碎，把鲜姜放在鸡蛋里，再取一小碗凉水一点点倒入，边倒边搅，最后放入锅里蒸成鸡蛋羹食用。

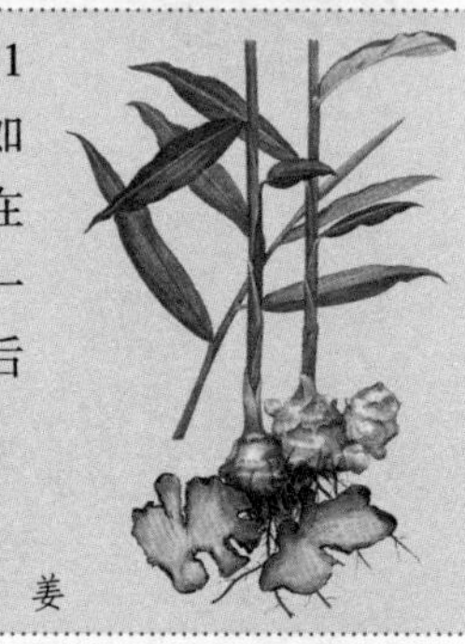
姜

【荐方人】黑龙江 王祉孚

白石榴花、夏枯草治肺痈 >>>>

配方及用法 白石榴花、夏枯草各50克，黄酒少许。白石榴花与夏枯草同煎汤。服时加少许黄酒饮用。

功效 清肝火，散瘀结，消炎。用治肺痈、肺结核。

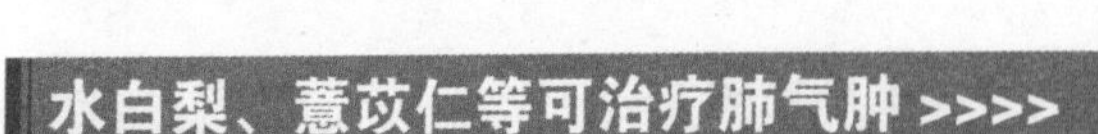

水白梨、薏苡仁等可治疗肺气肿 >>>>

配方及用法 水白梨500克，薏苡仁50克，冰糖30克，加水一大碗，共煮熟。每天服1次，连服1个月。

【荐方人】河南 陆极

用三子猪肺汤治老年肺气肿 >>>>

配方及用法 鲜猪肺1个，五味子（捣碎）12克，葶苈子12克，诃子（捣烂）9克。先将猪肺洗净，切成条状，将以上3味中药用干净纱布包好，连同猪肺一起放入砂锅内，加水600毫升，用火煎煮。待猪肺熟烂，药液煎至300毫升时，取出药包，食猪肺喝汤（吃时不加盐或酱油，可加入适量香油）。1剂可分6次服，每日3次，2日内服完。每次服时都要加温后再服。每周可服2剂。如服2～3剂后症状未完全消失，可隔几天再服1～2剂，一般即可治愈。本方对慢性支气管炎也有较好疗效。

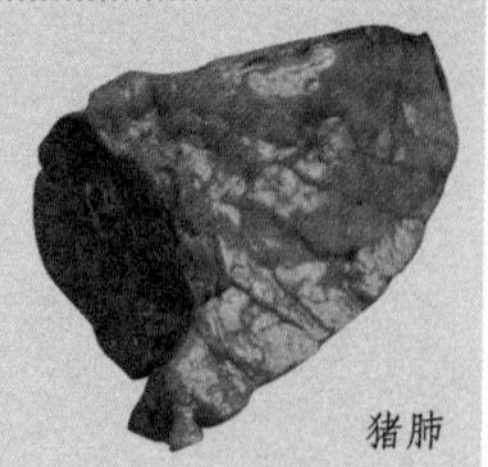

猪肺

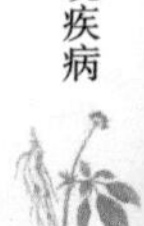

【荐方人】广西　李子云

熟地、五味子等可治肺气肿>>>>

配方及用法　熟地15克，五味子、麦冬、山药、山萸肉、紫石英各12克，茯苓、泽泻、丹皮各9克，肉桂5克（冲服）。每日1剂，水煎，分2次服。

【荐方人】广西　李子云

芦根、僵蚕等可治肺痈>>>>

配方及用法　芦根20克，僵蚕10克，薄荷10克，蝉蜕5克，银花20克，甘草10克。上药煎15分钟去渣取汁约250毫升，每日1剂，分3次服。咳嗽吐汁样脓痰者，加桔梗10克，黄芩10克，冬瓜仁30克；病重者每日服2剂。

【荐方人】湖南　宁延尧

鱼腥草可治肺痈吐血>>>>

配方及用法　鱼腥草50克，天花粉30克，侧柏叶15克。将上药加水600毫升煎煮15～20分钟，撇药汁，温服，再煎再服，日服2次。

功效 鱼腥草味辛性寒，有清热解毒、利尿消肿的功用。《常用药物手册》说：“治上呼吸道感染，肺脓肿，尿路炎症及其他部位化脓性炎症。”现代药理研究认为：鱼腥草有抗菌、利尿作用，还有镇痛止血，抑制浆液分泌，促进组织再生等作用。

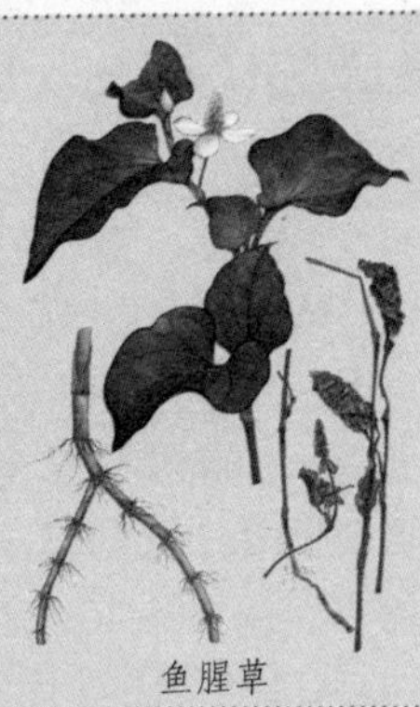
鱼腥草

【出处】《小偏方妙用》

云母、焰硝等可治肺痈 >>>>

配方及用法 云母、焰硝、甘草各128克，槐枝、桑白皮、柳枝、侧柏叶、橘皮各64克，川椒、白芷、没药、赤芍、肉桂、当归、黄芪、血竭、菖蒲、白及、川芎、白薇、木香、防风、厚朴、桔梗、柴胡、党参、苍术、黄芩、龙胆草、合欢皮、乳香、茯苓各15克。麻油熬，黄丹收，加松香32克搅匀。用时每取适量，贴敷患处，外以纱布盖上，胶布固定。每日换药1次。

【出处】《理瀹骈文》

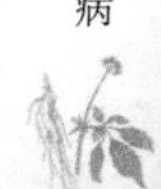

石上柏、桔梗治硅肺 >>>>

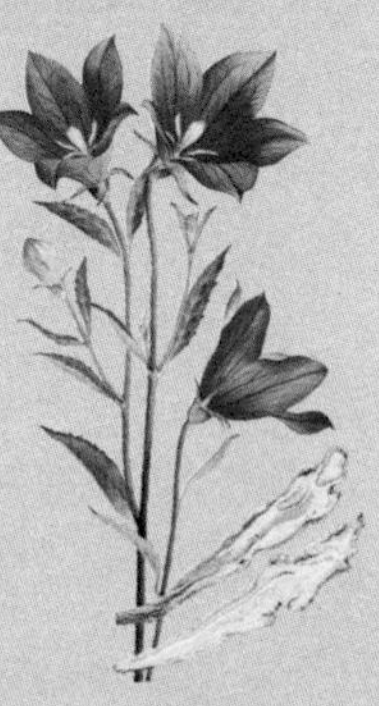
川贝母

配方及用法 石上柏（全草）20克，桔梗15克，鱼腥草12克，生甘草10克。临床应用本方时，可根据病情灵活加减。若气血两虚者，加党参、黄芪各20克；若咳嗽剧烈者，加川贝母、前胡、蝉衣、橘络各10克；若大便秘结者，加生川军（后下）10克。将上药水煎，每日1剂，分3～4次口服。两个月为1个疗程。可连服2～3个疗程，直至症状消失时为止。

【荐方人】陕西 王经通

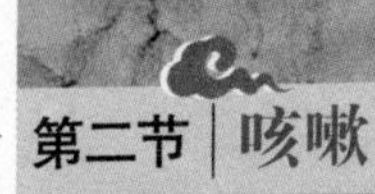

第二节 | 咳嗽

用生梨川贝冰糖可治愈肺热咳嗽 >>>>

配方及用法 生梨1个，川贝母3克，冰糖10克。将梨洗净后连皮切碎，加冰糖炖水服；或用大生梨1个切去皮，挖去，加入川贝母3克盖好，放在碗内隔水蒸1～2小时，吃梨喝汤，每日1个。

【荐方人】广西 关彩文

吃杏仁冰糖能治好剧烈咳嗽 >>>>

配方及用法 杏仁100克，化猪油50克，冰糖100克。将杏仁浸泡去皮捣细，在铁锅内加猪油炒成黄色，再加入冰糖，冰糖化完拌匀即起锅。日服3次，每次服指头大一块，一般服完1剂便愈。

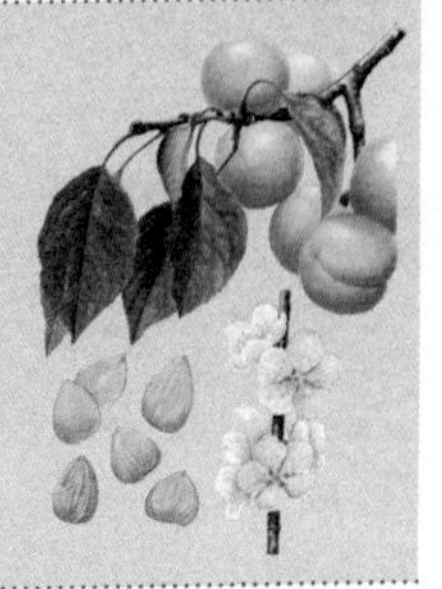

杏仁

【荐方人】四川 刘方义

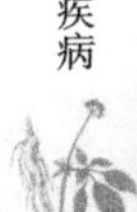

用嫩桑叶、陈皮等可治咳嗽 >>>>

配方及用法　嫩桑叶、陈皮、杏仁、五味子、当归、云苓、半夏、甘草各6克。上药水煎，分2次服。

【荐方人】江西　刘先启

山楂根煎服治急性风寒咳嗽 >>>>

配方及用法　山楂根适量。将山楂根洗净，刮去表皮，切成薄片，置锅中用红糖炙炒，每次50克，加水100毫升、生姜3片煎煮15分钟即可服用。

功效　急、慢性咳嗽均可应用，尤以治急性风寒性咳嗽疗效较好。

【出处】《湖北中医杂志》（1987年第4期）、《单味中药治病大全》

款冬花加糖可治复发性咳嗽 >>>>

配方及用法　一妇人有咯血史（支气管扩张症），1972年冬受寒复发性咳嗽，服药日久无效。恐其久咳出血，即购款冬花30克，分成3份，用一份加冰糖2块（10克左右），冲泡开水一大碗（约500毫升），嘱其在1天内服完，第二天即咳止病愈。

【荐方人】江苏 季贤妙

鲜橘皮当茶饮可治慢性气管炎咳嗽 >>>>

配方及用法 取鲜橘皮1～2个放入带盖杯中，倒入开水，待5～10分钟后饮用。饮后将杯盖盖好，以免有效成分挥发而降低疗效，以后可随时饮用。鲜橘皮每日更换一次。服用后当日，痰鸣音消失，症状减轻，5日后恢复正常。

【荐方人】张某 女 40岁

服花生白果可止咳祛痰 >>>>

配方及用法 花生米15克，白果5粒。将上二味捣烂分2次服，连用1～2周即可见效。

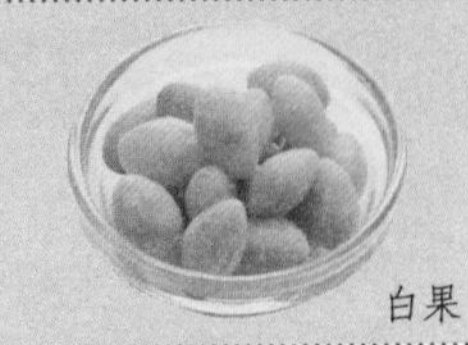
白果

【出处】《小偏方妙用》

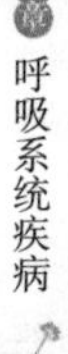

第三节 气管炎、支气管炎

用砀山酥梨加冰糖可治“老慢支”>>>>

配方及用法 砀山酥梨2千克，去皮后，把梨肉削成小片，加冰糖500克，放在铝盆里，入笼蒸100分钟，即可服用。每日早、晚各1次，8天服完，为1个疗程。疗程之间相隔3天。

【荐方人】安徽 许知谦

用冰糖橘子蒸水喝治支气管炎>>>>

配方及用法 将橘子放在一个瓦罐里（每次剥2个橘子），放上水和适量的冰糖，用文火隔水蒸。水烧开后，再蒸5分钟左右，连水带橘子肉喝光吃光。每天上午、下午各1次，坚持喝五六天就见效。病情严重的，可以多喝几次。

【荐方人】江西 郭学柱

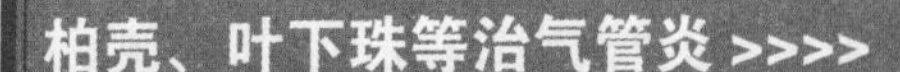

柏壳、叶下珠等治气管炎 >>>>

配方及用法 柏壳300克，叶下珠250克，地虱150克，冬虫夏草100克，共研末。每日2次，每次10克，开水冲服。忌吸烟、饮酒。一般20天内减轻，3个月治愈。

【荐方人】云南 王天华

用百部、全瓜等可治气管炎 >>>>

配方及用法 百部、全瓜、杏仁各200克，龙眼肉100克，川贝、猴姜各150克，金毛狗脊80克，竹油70克，板蓝根250克，共研末。每日2次，每次10克，开水冲服。忌吸烟、饮酒及食用产气食物。一般3天见效，4个月治愈。

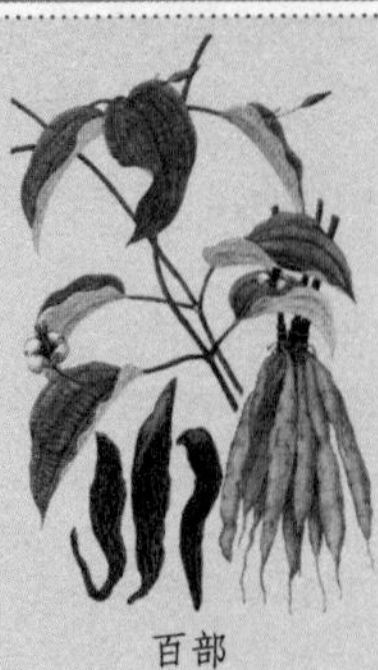

百部

【荐方人】河南 揭海鹰

姜、蜜、香油、鸡蛋治气管炎 >>>>

配方及用法 将2个新鲜鸡蛋打入碗内搅碎，加

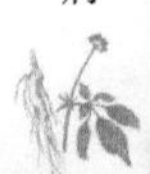

入2汤匙蜜、1汤匙香油和2个蚕豆大的鲜姜（去皮薄片），置锅内蒸熟，早饭前空腹趁热吃下，每天1次，连吃5次即可见效。

【荐方人】姜新

用肉桂炖猪肉可治支气管炎 >>>>

配方及用法 肉桂（中药铺有售）20克，鲜瘦猪肉（忌用种公猪和母猪肉）250克。先将肉桂煮沸20分钟后，再将洗净切成肉片或小方块的猪肉倒入，炖30分钟（不加作料），去掉肉桂皮，分4次吃肉喝汤，每天早、晚饭前服用，连服4天。

【荐方人】贵州 胡定绶

贝蒌止咳梨膏糖可治支气管炎 >>>>

配方及用法 瓜蒌霜200克，百合、杏仁、远志、苏子、芥子、川贝、桑白皮、葶苈子各50克，菜籽、麦冬、黑虎、蛤蚧各40克，冬虫草30克，大红枣20克。上药共研极细末，先将药用黑

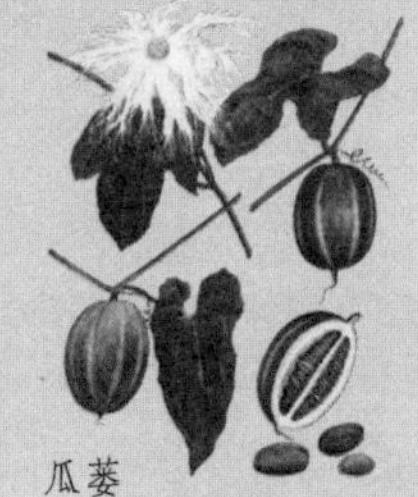
瓜蒌

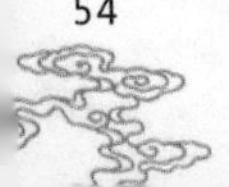

砂糖300克，饴糖200克加入优质蜂蜜200克和鲜梨汁400克，用文火炖至糖溶化，加入全部药末，调匀，制成每块9克重的药膏。每次取5块，将其嚼碎用温开水送服，每日早、晚饭后各1次。连服20～40天可愈。

功效 本品对急性支气管炎、支气管炎哮喘、支气管扩张并肺气肿等症具有显著疗效。

用苏子、半夏等治气管炎>>>>

配方及用法 苏子30克，半夏30克，陈皮30克，云苓40克，肉桂30克，党参30克，黄皮20克，熟地30克，胡桃仁40克，补骨脂40克，鹅管石50克，莱菔30克，白芥子30克，黑锡丹一副。上药加水三碗半，煎至大半碗服，每日1剂，不可中断，12～15剂根除。

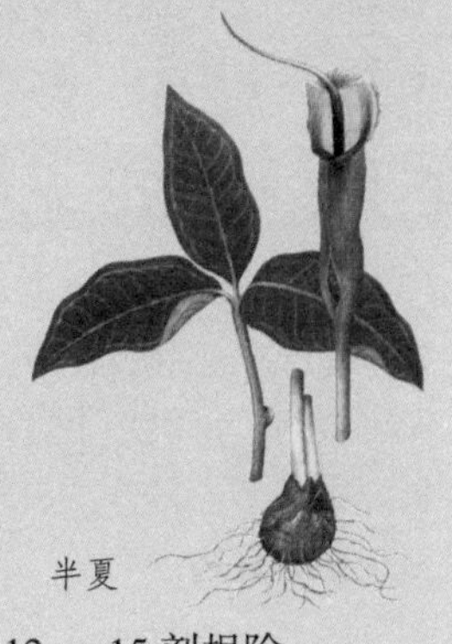
半夏

【荐方人】山东 王军峰

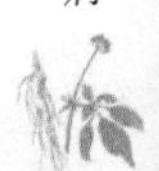

第四节 哮喘

丝瓜藤根炖白母鸡可治支气管哮喘 >>>>

配方及用法 成熟的丝瓜藤根 300 克，白母鸡（约 750 克）1 只，白砂糖 300 克。上药加水 700 毫升，放入砂锅里密封，文火炖 2 小时，稍冷后即可食用。每日 1 剂，汤和鸡肉分 2 次食，一般 5 剂后即痊愈。

【荐方人】黑龙江 王清贵

用灵芝酒可治慢性支气管炎哮喘 >>>>

配方及用法 灵芝 10 支，好酒 500 毫升。泡制后放阴凉处 1 周即可服用。每次一小盅，最多三料酒即可愈。另外，灵芝还是恢复记忆的良药。

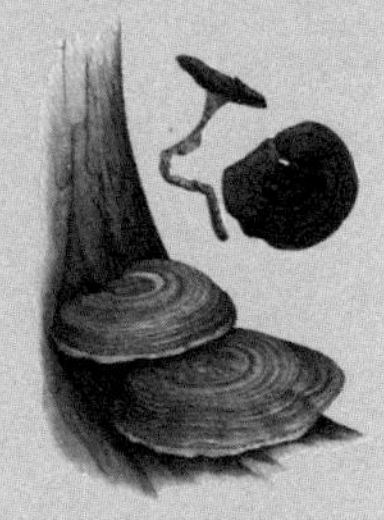
灵芝

【荐方人】安徽 张守田

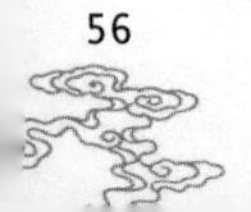

麻黄、杏仁等可治支气管哮喘 >>>>

配方及用法 麻黄150克，杏仁200克，净棉籽仁500克。杏仁、棉籽仁分别炒微黄，和麻黄共为细末，备用。成人日服3次，每次10克，开水冲服。

【出处】《实用民间土单验秘方一千首》

用木鳖子、桃仁敷足心治哮喘病 >>>>

配方及用法 木鳖子、桃仁（炒）、杏仁各10克，白胡椒7粒，均研成粉末，用鸡蛋清调匀，敷在双脚心15小时。人静卧，将两脚平放。一般用药1剂即愈。

【荐方人】广西 谭春文

五味子鸡蛋泡醋可治哮喘 >>>>

配方及用法 五味子155克，鸡蛋7个，醋2000毫升。将五味子和鸡蛋泡入醋中，7天后将上三味放入砂锅煎熬，沸后再煎30分钟。饭前吃蛋喝汤，喝不完的下次温热再服。连服3剂，病可痊愈。

【荐方人】河南 张年

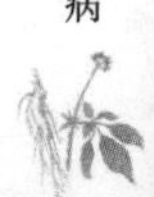

用蛤蟆肚装鸡蛋法治哮喘 >>>>

配方及用法 蛤蟆1个，鸡蛋（最好是白鸡下的）1个。将鸡蛋从蛤蟆口内装入肚中，然后把蛤蟆用纸包上，取阴阳瓦2块（即瓦房上槽瓦1块，盖瓦1块）盖好，外用泥敷半指厚，置于火炉上烘烤，蛋熟取下。将瓦揭开，剖开蛤蟆，取出鸡蛋，去壳食之，随后饮黄酒适量。

【出处】《四川中医》（1987年第2期）

用柚子皮、乌鸡肉治风寒哮喘 >>>>

配方及用法 柚子皮1个，乌鸡肉1只。鸡去毛及内脏，以柚子皮纳鸡肚内，用锡箔纸密封，黄泥包裹，烧熟，去黄泥、砂纸，取鸡食，食三四次即愈。

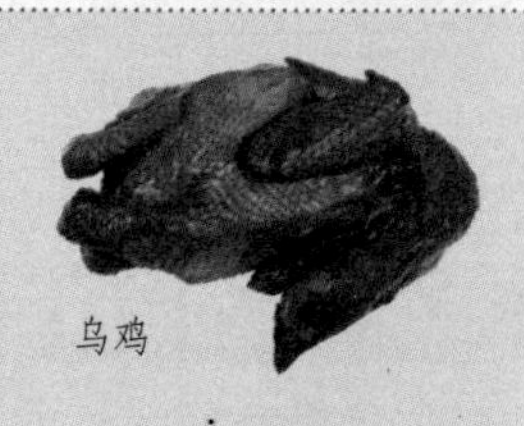
乌鸡

备注 热性哮喘不宜服。

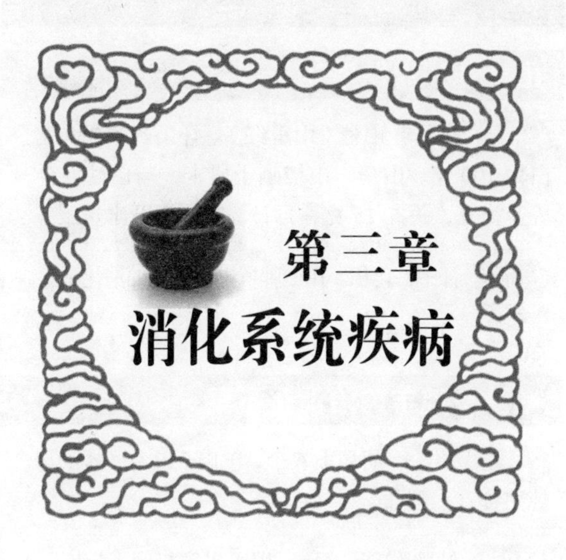

第三章 消化系统疾病

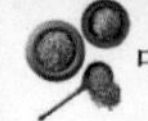

第一节｜消化不良、呃逆（打嗝）

山楂丸开胃助消化 >>>>

配方及用法 山楂（山里红）、怀山药各250克，白糖100克。山药、山楂晒干研末，与白糖混合，炼蜜为丸，每丸15克，每日3次，温开水送服。

功效 补中，化积。用治脾胃虚弱所致的消化不良。

【荐方人】安徽 许知谦

胡萝卜炖羊肉治消化不良 >>>>

配方及用法 胡萝卜6个，羊肉250克，盐少许。炖熟食，后加盐。

功效 健脾，养胃，温肾。用于畏寒喜暖、消化不良、腹部隐痛、阳痿、口淡无味、小便频数之脾胃虚寒、脾肾阳虚患者，有较好的疗效。

【出处】《健康报》

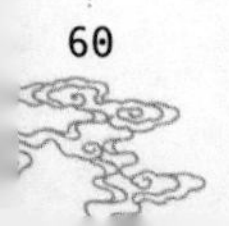

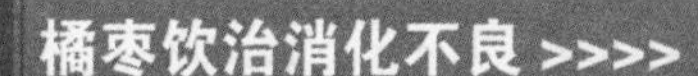

橘枣饮治消化不良 >>>>

配方及用法 橘皮10克（干品3克），大枣10枚。先将红枣用锅炒焦，然后同橘皮放于杯中，以沸水冲沏约10分钟后可饮。

功效 调中，醒胃。饭前饮可治食欲缺乏，饭后饮可治消化不良。

【出处】《老年报》

威灵仙、丁香等治呃逆 >>>>

配方及用法 威灵仙15克，丁香6克，柿蒂20个，制半夏15克，制川朴15克，生姜15克。病久气虚者加党参15克。煎2遍和匀，1日3次分服。

功效 威灵仙去腹内冷滞、心隔痰水，现代药理研究证实对平滑肌有松弛作用，有报道显示用以治疗各种原因所致的呃逆，疗效显著，故与柿蒂同用降逆止呃。半夏、厚朴化痰除满。丁香、生姜温中下气。

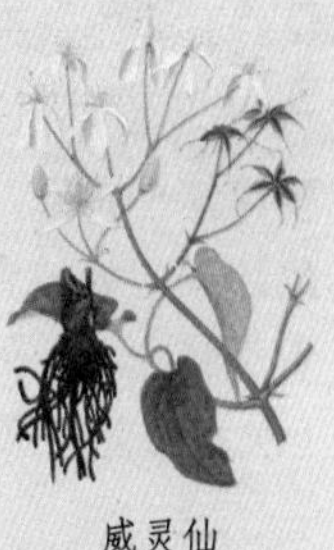

威灵仙

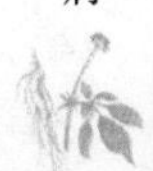

【荐方人】四川 周清云

用喝水加弯腰法治打嗝 >>>>

配方及用法 取一杯温开水，喝几口，然后弯腰90°，做鞠躬状，连续弯几次腰，直起身来后，你就会发现，嗝已经被止住了。

【荐方人】常培信

口服山楂汁可治顽固性呃逆 >>>>

配方及用法 生山楂汁。口服，每次15毫升，每日3次。

【出处】《单味中药治病大全》

双香、吴茱萸等治呃逆 >>>>

配方及用法 丁香、沉香、吴茱萸各15克，生姜汁、葱汁各5毫升。先将前3味药共研细末，加入姜汁，葱汁调匀如软青状，装瓶备用。用时取药膏适量，敷于脐孔上，外以纱布覆盖，胶布固定。每日换药1次。温胃散寒，降逆止呃。屡用屡验，效佳。

功效 温胃散寒，降逆止呃。

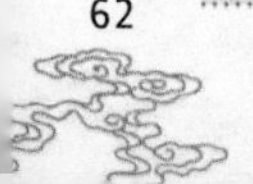

【出处】《中医外治法奇方妙药》

镇逆汤可治顽固性呃逆 >>>>

配方及用法 代赭石30克，竹茹15克，枇杷叶15克，生姜10克，大枣10枚。上药水煎，每日1剂，早、晚分服。

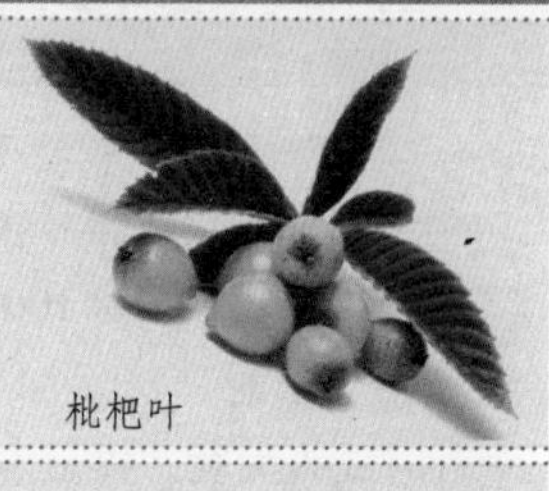
枇杷叶

【荐方人】山东 梁兆松

针灸膈俞穴呃逆立止 >>>>

配方及用法 横膈膜异常痉挛的情况，谓之呃逆，表现为打嗝。此时欲使之停止，最有效的就是膈俞穴位（在第七胸椎棘突下旁开1.5寸）。在此穴针灸，可立刻停止打嗝。

【出处】《穴位刺激祛病奇术》

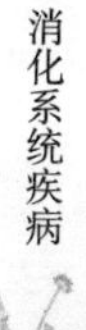

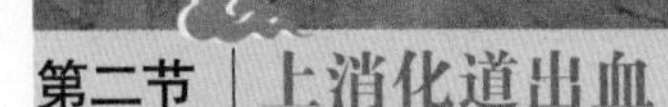

第二节 上消化道出血

止血煎可治上消化道出血 >>>>

配方及用法 马勃100克，大黄50克。用水浸泡马勃2小时，然后加水1000毫升，煎煮至300毫升时放入大黄，再煎煮至200毫升时倒出药液，用4层纱布滤过，加入甘油15毫升以延缓鞣酸分解，置冰箱内贮存。分口服和内窥镜下给药两种：口服一次50毫升，24小时后做内窥镜检查，观察止血情况；在内窥镜下，于活检钳孔插入塑料管，将止血煎注于出血病灶处，一次用量20～40毫升。

【出处】《实用专病专方临床大全》

用当归可止吐血 >>>>

配方及用法 凡吐血多者，觅三四两（150～200克）重大当归一只，全用，切细，取好陈酒500毫升，慢火煎至一满碗，以温为妙。候将要吐尚未吐，口中有血含住，取药一口连血咽下，即此一剂而愈，

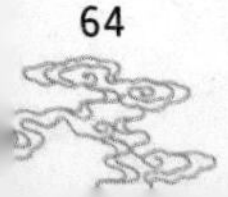

后不再发。

【荐方人】湖南　莫朝迈

倍降汤治上消化道出血 >>>>

●配方及用法　五倍子、真降香、乌梅炭各 10 克，白及、地榆炭、侧柏炭各 15 克。每日 1 剂，水煎 20 ~ 30 分钟后取汁约 200 毫升，分 2 ~ 3 次口服。重者可每日服 2 ~ 3 剂。若伴腹痛，加炒白芍 15 克，炙甘草 5 克；虚寒者加黄芪 30 克，炮姜炭 5 克；有热象者加黄芩 10 克，大黄炭 6 克。

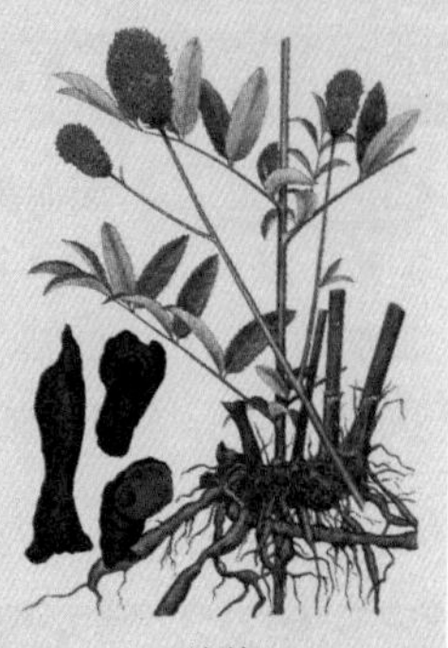

地榆

【荐方人】安徽　窦金发

仙鹤止血汤治吐血 >>>>

●配方及用法　仙鹤草 30 克，紫珠草 15 克，白及 10 克，藕节 30 克，白茅根 30 克，茜草 15 克（生、炒各半），侧柏叶（炭）10 克，薏苡仁 10 克，生甘草 6 克，红

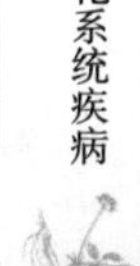

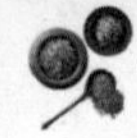

枣3枚，三七（另包）1克。上药煎30分钟取汁约200毫升，早、晚各服1次，病症重、急患者服3～4次。三七研细末冲服。胃呕血加入乌贼骨30克。

【荐方人】山西 周永锐

止血合剂治疗上消化道出血 >>>>

•配方及用法 地榆炭30克，仙鹤草30克，瓦楞（煅）3克，田三七2克，甘草3克。药物煎好，浓缩为每剂60毫升，加防腐剂消毒保存。每日服2次，每次60毫升，大便潜血试验连续3天阴性后停药。

【荐方人】湖南 李耀钧

黄土汤可治上消化道出血 >>>>

•配方及用法 灶心土30克，熟附块6～10克，炒白术、阿胶（烊化）各10克，生地12克，黄芩10克，海螵蛸15克，白及15克。呕血加半夏、旋覆花（包）各10克，代赭石（先下）15～30克；气虚甚加党参10克，黄芪15克；出血多加地榆15克，参三七粉（吞服）3克；有热象去熟附块。每天1剂，煎浓汁，分2～3次服下。

【出处】《四川中医》（1987 年第 2 期）、《实用专病专方临床大全》

益气凉血汤治疗上消化道出血 >>>>

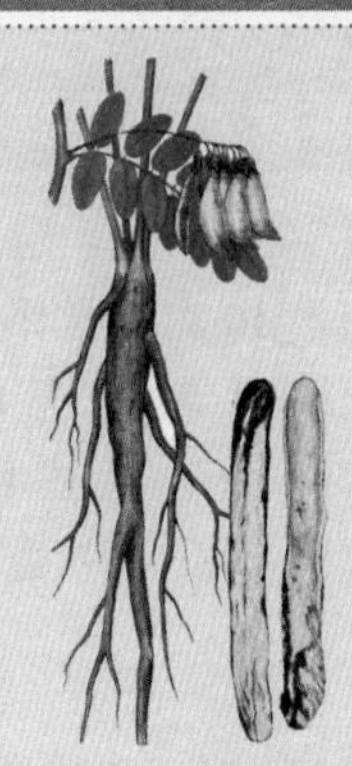
黄芪

•配方及用法 党参、黄芪、当归、地榆（炒炭）、槐花（炒炭）各 12 克，紫贝齿 30 克，蒲黄、炒阿胶各 20 克，乌贼骨（研末）30 克，参三七（研末）6 克，生军（研末）3 克。以上药末和匀分 3 次温开水冲服，其余药物煎 20 分钟取汁 200 毫升，日煎服 3 次。

【荐方人】江苏 刘杏鑫

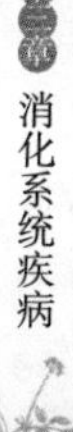

第三节 胃脘痛、胃寒痛

用胃寒散治胃脘痛 >>>>

配方及用法 附子6克，肉桂4克，干姜10克，苍术10克，厚朴6克，白芍15克，红花10克，元胡12克，枳壳10克，米壳4克，吴茱萸10克，黄芪12克。上述生药研细，过100目罗成粉，装包，每包4克，每次服1包，每天服2次。

【荐方人】乔某

用黄芩莱菔汤治胃脘痛 >>>>

配方及用法 黄芩、炒莱菔子（杵）、姜半夏、陈皮、土炒白术、炙甘草、柴胡各10克，党参、茯苓各15克，水煎服。酸水过多加煅瓦楞子10克，白芍15克；苦水过多加生军6克；清水、甜水多者加鲜生姜10克，大枣7枚；兼有

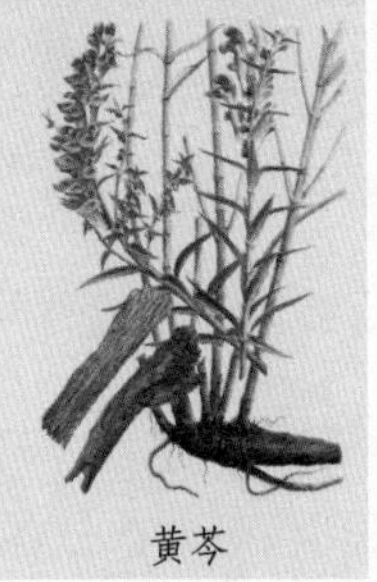
黄芩

轻度溃疡者加白及20克，乌贼骨10克（杵）。临床症状缓解改服胃酶素善后。

【出处】《江苏中医》（1991年第7期）、《实用专病专方临床大全》

单药郁金治胃脘痛 >>>>

配方及用法 郁金30克。将郁金研极细粉末，贮入瓶中，密封备用。用时取药末6克，以水调成糊状，涂于患者脐窝内，外以纱布覆盖，胶布固定。每天换药1次。

功效 本方适于肝气犯胃型胃痛。胃脘胀闷，脘痛连胁，嗳气频繁，大便不畅症状者正好对症，用之收效甚佳。

【出处】《敷脐妙法治百病》

用牵牛子、硫黄等治胃脘痛 >>>>

配方及用法 牵牛子（黑丑、白丑）120克，硫黄60克。牵牛子半生半炒。用大红萝卜1个，挖空放入硫黄，然后用挖掉的萝卜片封闭，用麻线缠好，放入砂锅内加水煮2小时取出，将硫黄倾出弃去，

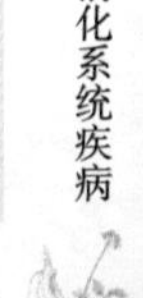

萝卜晒干，与牵牛子共研细末，和水为丸，或用糯米糊为丸。每日早、晚各服1次，每次6～10克，淡盐汤送下。

【荐方人】辽宁 王安才

用三穗、莪术等治胃脘痛>>>>

配方及用法 三穗6克，莪术6克，血竭9克，姜黄6克，灵脂9克，蒲黄6克，安息香4.5克，檀香4.5克，沉香4.5克，广木香6克，鸡内金9克，丁香4.5克，吴茱萸9克，乳香6克，没药6克，川朴9克，元胡9克，砂仁4.5克，草果仁4.5克，香附9克，青皮6克，肉蔻1.5克，海螵蛸12克，神曲9克，小茴6克，甘松6克，共为末。每日3次，每次4.5克，每隔4小时服1次，温开水送服。

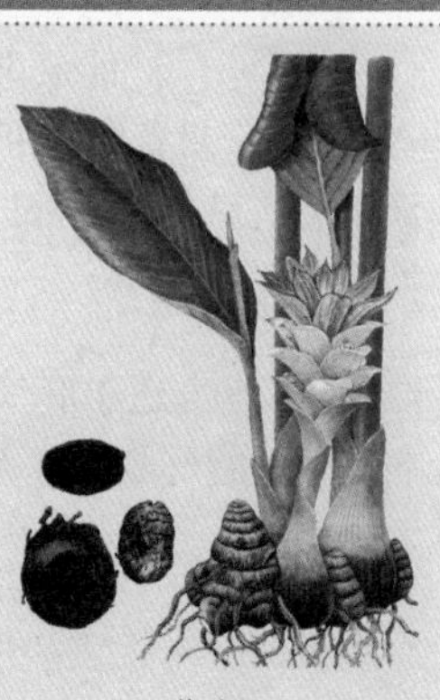

莪术

【荐方人】广西壮族自治区 李兆祥

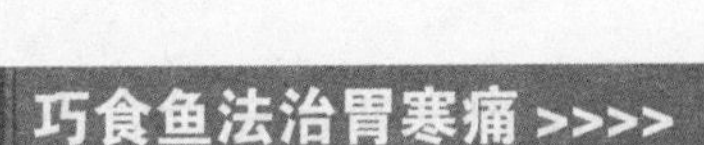

巧食鱼法治胃寒痛 >>>>

配方及用法 取鲜鲫鱼一条（约 250 克）去鳞、鳃及内脏，洗净，生姜 30 克洗净切片，橘皮 10 克，胡椒 3 克，用纱布包扎填入鲫鱼肚里，加水适量，文火煨熟，加食盐少许，空腹时吃鱼喝汤。

【荐方人】江西　钟久春

茶叶生姜治胃寒痛 >>>>

配方及用法 茶叶 50 克，生姜 20 克，水煎服。每日 2 次，2 天为 1 疗程。

功效 此方有温中散寒、理气止痛之功效，适用于胃脘隐隐作痛、喜按，得暖则舒，胃部有冷感，四肢不温，大便溏薄，脉细、苔白、舌淡等症状的胃寒痛患者。

【荐方人】樊常宝

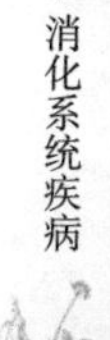

第四节 胃及十二指肠溃疡

用黄芪、白及等治疗胃溃疡 >>>>

配方及用法 黄芪、白及、三七各60克，没药、硼砂、重楼各30克，象皮、血竭各15克。将药物烘干，研成细末，过筛，每包12克。加水适量煮成稀糊状，饭前空腹服，每日早晚各服1包，20天为1疗程。

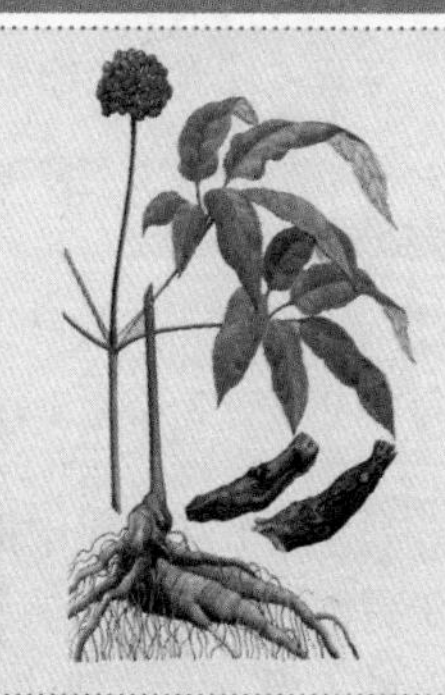
三七

备注 服药后，胃溃疡患者采取左侧卧位休息20～30分钟，十二指肠溃疡患者采取右侧卧位休息20～30分钟，以利药物充分敷于溃疡面，起到局部保护作用，余药又被消化吸收，发挥内治作用。此外，服药期间，严禁食荤油及生冷、刺激性食物。

【荐方人】江西 华勇继

黄老母鸡、大茴香等可治严重胃溃疡 >>>>

配方及用法 黄老母鸡1只，大茴香、小茴香、黄蜡各100克，盐适量。鸡收拾好后，整鸡和其他配料一起放入砂锅煮。注意：黄蜡待鸡熟了再放入，以防煮老了失效。汤里的鸡油和黄蜡凝固在一起时，把锅中物分成5份，下细面条吃。最好晚饭吃，5天吃完。冬季服用为佳（鸡肉不能扔，食之有益）。

【荐方人】河南 刘长庚

三七等可治胃及十二指肠溃疡 >>>>

配方及用法 三七、乌贼骨、墨鱼、佛手、川楝子、玄胡、黄连、白及、甘草、川贝各30克，郁金、砂仁、广木香各15克，丁香10克，生白芍50克，鸡蛋壳40克，共研末过筛，装瓶备用。每日早、中、晚各服药3克，开水冲服。15天为1疗程，一般经2～4个疗程可愈。服药期间忌饮烈酒和食用辛辣刺激物。

【荐方人】四川 唐术耘

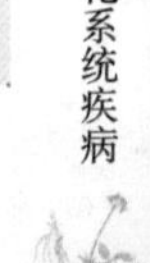

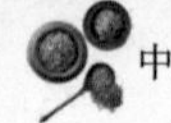

鲇鱼治十二指肠溃疡>>>>

•配方及用法 0.5千克左右鲇鱼1条，白糖0.5千克。将鲇鱼切段盛入红瓦盆内，加入白糖搅拌均匀，然后连盆放入笼中蒸熟即可。此方多在天气凉时使用，一次吃不完的，可食用多次，也可在夏季存放于冰箱中多次食用。

【荐方人】河南 崇立

煎甘草加蜂蜜治胃及十二指肠溃疡>>>>

•配方及用法 甘草250克，纯蜂蜜500克。将甘草放入药壶或不带油的铝锅熬3次后，放入碗内。服前先将熬好的甘草药水3汤匙放在杯里，然后再放入20汤匙蜂蜜，搅拌均匀，每天分2次空腹服完。服药后，大便次数增加，并逐渐变稀，如便有脓血似的物质，一般服1周可愈，病久又重的胃病需要2周痊愈。

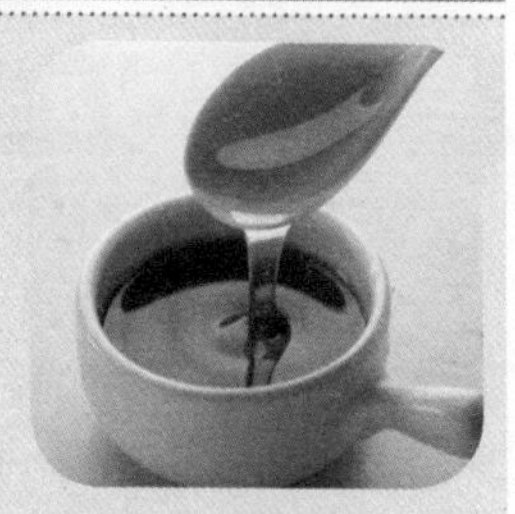
蜂蜜

•备注 1个月内每餐必须吃较软的食物。

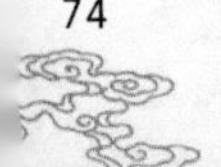

【荐方人】辽宁 关至元

猪板油等可治胃及十二指肠溃疡 >>>>

•配方及用法 猪板油、老姜、红枣、白糖各500克。将猪板油煎化（不用捞渣），老姜（去皮捣碎）、红枣（去核）、白糖三样一起下入煎化了的猪油内拌匀（呈糊状），存在瓦罐内。每餐一汤匙，放入热饭内溶化后吃下，天天坚持，吃完为止。如1剂用完后，病者身体开始胖了，说明有效，可再吃1剂，病可根除。

【荐方人】广东 张霸

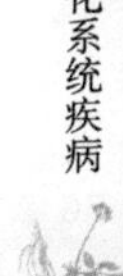

第五节 胃下垂、胃结石

蓖麻子、五倍子等可治胃下垂 >>>>

配方及用法 蓖麻子仁 10 克，五倍子 5 克，共捣烂如泥成膏，备用。取本膏适量敷于脐中，外加关节镇痛膏 6 ~ 8 贴固定，每日早、中、晚各热敷 1 次。一般 4 天取下，以连敷 6 次为度。

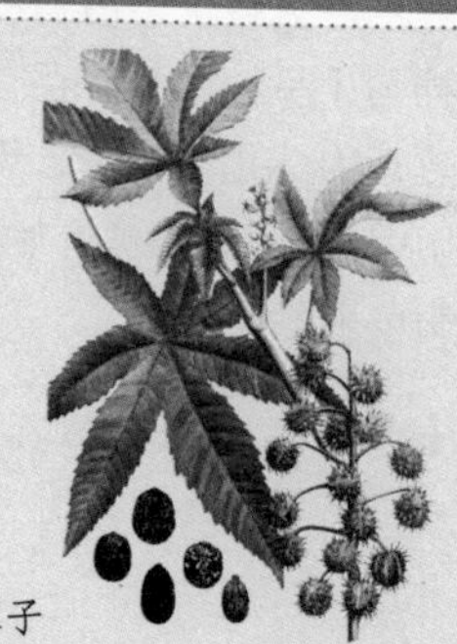

蓖麻子

备注 采用此法时，以气温不超过 20℃疗效较好。吐血者忌用。

枳实、葛根等可治胃下垂 >>>>

配方及用法 炒枳实 15 克，煨葛根 12 克，炙黄芪 120 克，防风 3 克，炒白术 9 克，山茱萸 15 克。水煎服，每日 1 剂。病重加柴胡 6 克，升麻 6 克；脾胃泄泻加

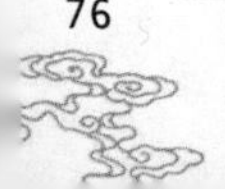

煨肉蔻 6 克，罂粟壳 6 克；便秘加肉苁蓉 15 克；兼脾胃不和者加木香 6 克，砂仁 9 克，鸡内金 9 克；兼脾胃虚寒者加炮姜 9 克，川附子 12 克；肝脾不和者枳实 3 倍于白术，柴胡改为 9 克，加麦芽 15 克。

【出处】《山东中医杂志》（1985 年第 3 期）、《实用专病专方临床大全》

黄芪、焦术可治胃下垂 >>>>

配方及用法 黄芪 31 克，焦术 9 克，川朴 6 克，枳壳 1.5 克，草果仁 6 克，大腹 9 克，广木香 1.5 克，党参 9 克，肉蔻 9 克，砂仁 1.5 克，干姜 1.5 克，升麻 3 克。有炎症者加半夏、陈皮，恶心呕吐者加藿香，小腹寒者加艾叶、小茴香，消化不良者加鸡内金。水煎温服，轻者 3 剂，重者 5 剂收效。

【荐方人】广东 韩剑

苍术、川朴等可治胃结石 >>>>

配方及用法 苍术 12 克，川朴 15 克，神曲 30 克，香附 25 克，川芎 10 克，栀子 10 克，莪术 20 克，大黄（后下）15 克，枳实 15 克，鸡内金 10 克，莱菔子 20 克。

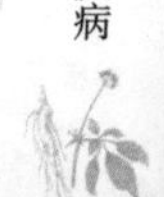

上药煎20分钟取汁约250毫升，加水再煎，取汁约200毫升，两次汁混分3次服，日服3次。疼痛者加玄胡15克，川楝子12克；泛吐酸水者加浙贝10克，海螵蛸30克；痞闷者加槟榔15克；体虚者加党参15克。

【荐方人】山东　秦修成

棱莪化积汤治胃柿石 >>>>

配方及用法 三棱、莪术、枳实、青皮、陈皮、山楂、神曲、麦芽、砂仁、木香、槟榔、鸡内金、瓦楞子各9克。每天1剂，水煎，分2～3次服。

【出处】《陕西中医》（1986年第7期）、《单方偏方精选》

用党参、当归等治疗胃柿石 >>>>

配方及用法 党参15克，当归9克，干姜6克，制附子6克，炙甘草6克，大黄9克，川朴12克，枳实9克，桃仁9克，鸡内金9克，建曲9克，丁香2克，煅牡蛎（先煎）30克，芒硝（冲）10克。用开水煎服，每日早、晚各1次。同时用鸡内金15克，焦山楂30克，桃仁12克，冲红糖不拘时服。

【荐方人】甘肃 王建德

鸡内金、白术等可治胃石症 >>>>

配方及用法 鸡内金（研细末冲服）30克，白术15克，三棱10克，莪术10克，焦山楂20克，炒莱菔子20克，焦槟榔10克，青陈皮各10克，枳壳10克。水煎服，每日1剂，早晨空腹一次服下。

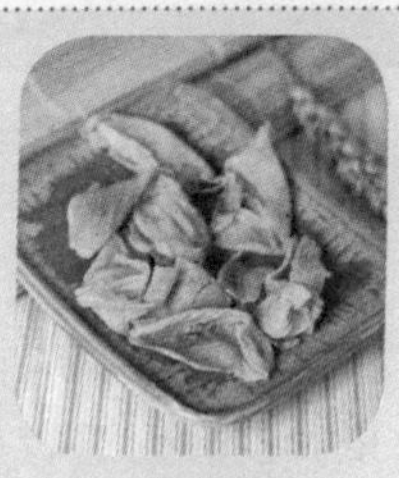
鸡内金

【荐方人】河北 傅贵余

用广木香、砂仁等治愈巨大胃结石 >>>>

配方及用法 广木香10克，砂仁（后下）5克，制军（后下）10克，枳实10克，川朴10克，芒硝（冲）10克，炒白芍30克，鸡内金10克，炙甘草10克。每日1剂，水煎服。服完3剂后大便溏泄；第4天夜间突发剧烈腹痛，大便不通，历时数分钟后便意陡增，临厕一挣，泻下一物，顿觉满腹轻松，余证亦愈，第7天胃镜检查发现胃石消失。

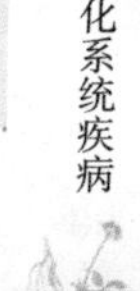

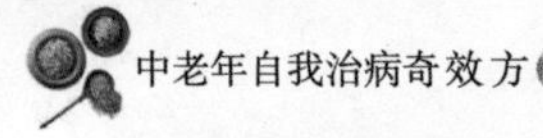

第六节 肠胃炎

三种妙法可治愈慢性结肠炎 >>>>

方法 ①缩肛法：每日晨起及夜间入睡前，取蹲下姿势，身体略前倾，以每分钟40～50次的速度，使肛门进行有规律性收缩。每次时间3～4分钟，每日坚持，经持续治疗20天后，腹痛逐渐减轻，便秘开始好转。②冷敷法：冷水一盆，用毛巾浸湿后，在腹部反复冷敷，每次15分钟，每日2～3次。坚持治疗30天后，大便开始成形。③腹部按摩法：每日早、晚以肚脐为中心，按顺时针方向，用右手掌按摩腹间100～120次。这样，可以促进肠蠕动。此法方便易行，安全可靠，且疗效显著。经持续治疗50天，开始排气通畅，腹胀减轻，内痔、脱肛基本治愈。

【荐方人】邓声华

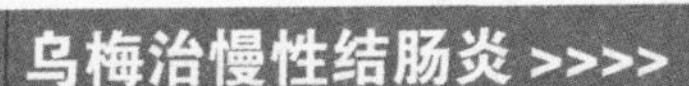

乌梅治慢性结肠炎 >>>>

配方及用法 乌梅15克，加水1500毫升，煎至1000毫升，加适量糖，每日1剂当茶饮，25天为1疗程。

【出处】《山东中医杂志》（1985年第3期）、《实用专病专方临床大全》

服薏苡仁可治慢性萎缩性胃炎 >>>>

配方及用法 将薏苡仁洗净晒干，碾成细粉，每次取意苡仁粉50克，同粳米100克煮粥，熟后加入饴糖30克，每天2次。

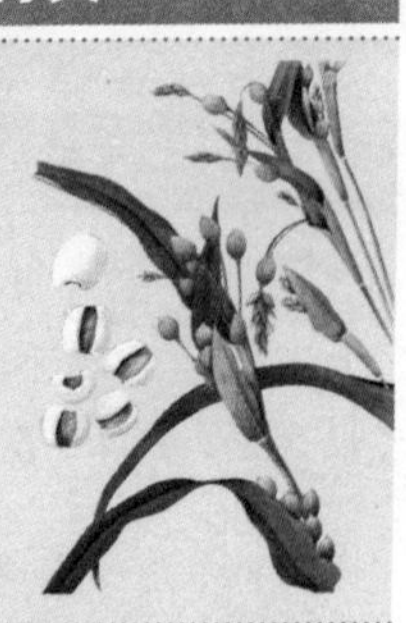

薏苡

【荐方人】广东 韩剑

生食大蒜治萎缩性胃炎 >>>>

方法 每天晚餐取两瓣生大蒜，去皮洗净捣烂后和着稀饭食下（能生嚼则更好），餐毕漱口及口嚼茶叶，以解除口中异味。

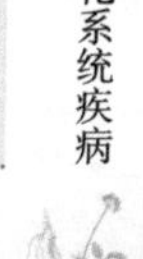

【荐方人】山东 张丽华

服三七治浅表性胃炎>>>>

配方及用法 150克三七碾成粉末，每次服半汤匙，每天3次，用温开水送服，1周后出现奇效。

功效 胃口渐开、胃痛消失。

【荐方人】戴一鸣

用肉苁蓉治慢性浅表性胃炎>>>>

配方及用法 取肉苁蓉若干，洗净、晒干为末，每次服5克，1日3次。

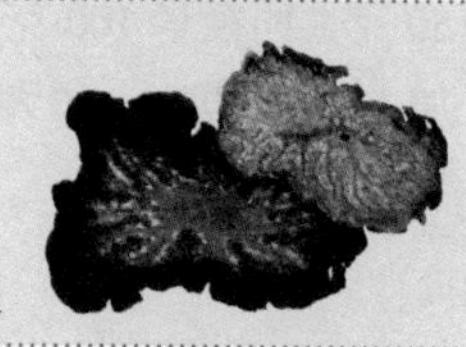
肉苁蓉

功效 服用500克后，食欲大振，脘部灼痛已除。

【出处】《中医单药奇效真传》

服蜂巢治慢性胃炎>>>>

配方及用法 每次取蜂巢5克，放在嘴里慢慢细嚼，然后咽下，每天2～3次，空腹服最好；或者将蜂巢放在热锅中与一个鸡蛋一块炒熟吃。

【荐方人】退休教师

龙眼核治急性胃肠炎 >>>>

配方及用法 龙眼核（即桂圆核）适量，将其焙干研成细粉。每次 25 克，每日 2 次，白开水送服。

功效 补脾和胃。治急性胃肠炎。

【荐方人】江西 钟久春

陈皮、赤芍等可治肠炎 >>>>

配方及用法 陈皮、赤芍、红花、米壳（罂粟壳）各 15 克，水煎服。服药时忌吃肉类。

【荐方人】河南 王樵月

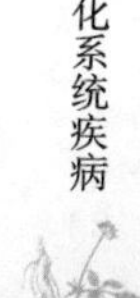

第七节 腹泻、呕吐

秫米枣丸治腹痛腹泻 >>>>

配方及用法 红高粱米 120 克，黑豆 60 克，大枣 30 克，神曲 40 克。大枣煮熟去核，其他三味研成细粉，加适量枣与汤调和，捏成饼，蒸熟，焙干，轧成细粉，置砂锅内炒成黄黑色，用蜂蜜少许调捏成丸，每丸 8 克。晚饭后服 4 丸，白水送下。

功效 红高粱味甘涩，温中，燥湿，收敛；黑豆除热下癖，解毒止痛；大枣健脾和胃，止泻安神；神曲则有健脾进食之功。配伍对治疗腹痛、腹泻或胃气不和刺痛吐酸有较好疗效。

用大米、茶叶治腹泻 >>>>

配方及用法 取大米 30 克，茶叶 10 克，先将大米入锅炒黄，再加入茶叶共炒至黄黑色，加水 250 毫升沸煮 5 分钟，温后滤渣，一次服饮煎液。

【荐方人】四川 唐德文

炮姜粥治腹泻 >>>>

•配方及用法 炮姜6克，白术15克，花椒和大料少许，糯米30克。前四味装在纱布包里，先煮20分钟，再下糯米煮成粥。每日分3次服食，连服1～2周。

•功效 用于因受寒湿而引致的腹泻，症见大便清稀如水、脘腹胀满、四肢无力。

破故纸、吴茱萸等可治五更泻 >>>>

•配方及用法 破故纸（又名补骨脂）6克，吴茱萸9克，肉豆蔻6克，五味子9克，党参18克，白术24克，干姜5克，附子5克，茯苓18克，枸杞12克，茯神15克，赤石脂30克。生姜5片，大枣7枚为引，水煎服，每日1剂。

【荐方人】河南 陈居常

用薏苡仁米煮锅巴可治五更泻 >>>>

•配方及用法 薏苡仁米、饭锅巴（以焦黄黑色为佳）各60克。上药加清水适量，放入锅内同煮，待薏苡仁米煮烂成稀粥服用，每日3次，连服1～2次。

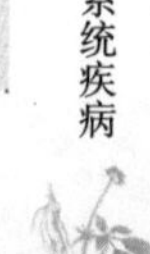

【荐方人】江苏 薛其祚

用连苏饮治疗各种原因的呕吐 >>>>

配方及用法 黄连3克，紫苏5克，煎10～20分钟，或用滚开水浸泡（加盖）15～30分钟，取药汁50～100毫升，分少量多次频频呷服。若湿热重者倍用黄连。

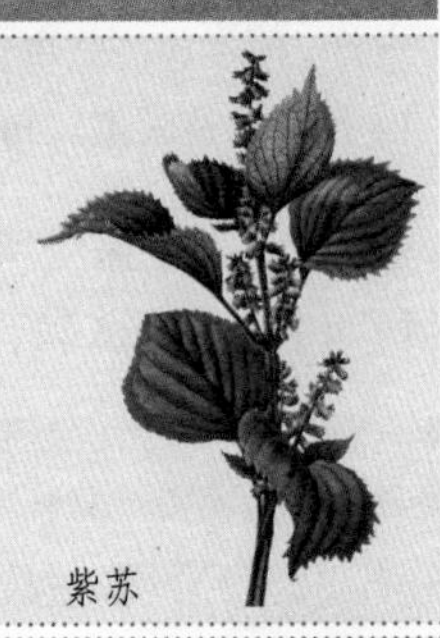
紫苏

【荐方人】湖南 罗飞

吴茱萸、蒜头贴穴治疗呕吐 >>>>

配方及用法 吴茱萸（研末）10克，大蒜头（鲜品）3瓣。大蒜头去衣捣烂，并配吴茱萸拌湿为度，再揉成形似5分硬币之药饼，贴在两足心（涌泉穴）处即可。

【荐方人】浙江 沈文娇

第八节 | 肠梗阻

附子、炒山楂治瘀结型肠梗阻 >>>>

•配方及用法 附子、炒山楂各9克，细辛6克，大黄15克，代赭石、莱菔子（炒）各30克，枳壳、川朴各12克，水煎，待肠胃减压后服，每日2～3剂。

【出处】《陕西中医》1988年9月4日

大黄治不完全性肠梗阻 >>>>

•配方及用法 大黄15克研极细末，糯米50克炒黄研末，二者混合均匀后加入100克蜂蜜，调成糊状一次服用。

【荐方人】芦某

当归、生地可治肠梗阻 >>>>

•配方及用法 当归、生地、桃仁、红花、川芎、白芍、牛膝各10克，枳壳、桔梗、柴胡各6克，甘草8克。

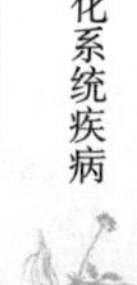

上药水煎，每日1剂，早、晚各服1次。病情严重者每4～6小时服药1次，缓解后可将本方加黄芪制成丸服用。

【出处】《中医杂志》（1985年第7期）

姜蜜汤可治单纯蛔虫性肠梗阻>>>>

配方及用法 “姜蜜汤”用鲜姜汁和蜂蜜按1∶2比例配制而成。把生姜捣烂、榨汁、去渣，姜汁加入蜂蜜中调匀合成液体。用量每次20毫升，每1～2小时1次。病情重者可适当增量，直至排气、腹胀、腹痛和包块消失为止。部分病人在梗阻解除后，继续给药2～4次，以巩固疗效。

【荐方人】河北 金桂田

乌黄姜蜜饮可治蛔虫性肠梗阻>>>>

配方及用法 乌梅、大黄各30克，干姜20克，蜂蜜100克。先将干姜、乌梅用清水300毫升煎10分钟左右，再入大黄、蜂蜜煎2～3分钟即可，将药汁少量频频喂服。

【出处】《实用专病专方临床大全》

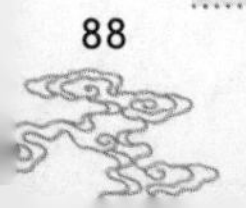

豆油白糖口服治蛔虫性肠梗阻 >>>>

配方及用法 豆油75克，白糖50克。将豆油放在锅里文火炸熟，与白糖拌和即成，待微温后一次口服。如4小时后症状不缓解，可再服1～2剂；有脱水酸中毒者，给予静脉补液；如排出蛔虫，症状缓解，即可口服少量流食。

【荐方人】福建 纪儒

生杭芍治术后肠粘连 >>>>

配方及用法 生杭芍24～31克，金银花、连翘、蒲公英、地丁草各15～24克，生甘草、大腹皮各15克，丝瓜络、石菖蒲各12克，乳香、没药、广木香、青皮、枳壳各9克。上药水煎，每日1剂，分2次服。便秘加冬瓜仁31克；腹泻加茯苓、苡米各15克；脓血便加吴茱萸4.5克，川黄连6克，将盐炒热，用布包好，热敷腹部，每次2小时，每日2～3次。

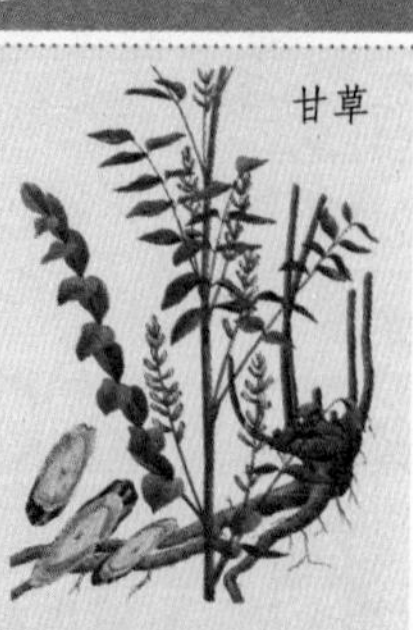
甘草

【出处】《常见病特效疗法荟萃》

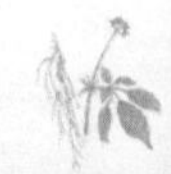

第九节 阑尾炎及阑尾脓肿

地榆、当归治急性阑尾炎 >>>>

•配方及用法 地榆20克，当归20克，黄芩20克，金银花20克，生薏苡仁30克，玄参20克，麦冬12克，水煎服。急性患者1剂即愈，慢性患者多在4～6剂痊愈。

•备注 化脓性阑尾炎，特别是较严重者，其症状持续高烧，疼甚，拒按，而西药治疗微效或无效，又不宜手术，或拒绝手术者，此药更为适宜。

醋拌大黄芒硝粉外敷治急性阑尾炎 >>>>

•配方及用法 生大黄、芒硝、高粱醋。取等量的生大黄、芒硝共为细粉，以患处的大小为标准，缝一纱布袋，将粉纳入。袋内药粉摊开后，约3厘米厚，倒入高粱醋，其湿度以醋不外流为度。将药袋放在患处，上面放一温水袋。每天外敷患处的时间最短不少于16小时，期间要更换新鲜药粉3～4次。

【荐方人】山东　袁洪举

用阑尾炎冲剂治疗急慢性阑尾炎 >>>>

配方及用法　一号冲剂：川楝子15克，丹皮、木香、金银花、蒲公英各25克，大黄12克。二号冲剂：金银花25克，蒲公英25克，大黄15克，败酱草15克，生薏苡仁25克，元胡12克，川楝子12克，丹皮15克，桃仁15克，生石膏25克。以上两方研粉末冲服或煎服，每剂服3次。轻者服一号冲剂，日服2次；重者服二号冲剂，每日1剂。

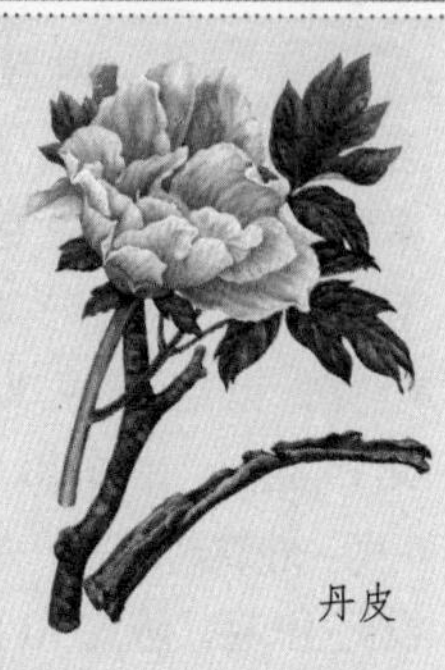
丹皮

【荐方人】湖南　冉克茂

用虎膏散治阑尾脓肿 >>>>

配方及用法　虎杖100克，石膏（煅）120克，冰片5克。上药研末，醋调成酱状，涂搽患处，范围略大于病灶，每日3～5次，至肿消为止。配用其他中西药，疗效更佳。

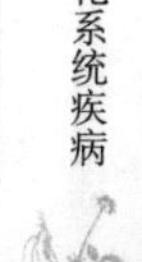

【荐方人】江西　王秋陶

内服外敷治阑尾脓肿 >>>>

配方及用法　内服药配方：薏苡仁30～50克，丹皮15克，赤芍12克，桃仁12克，大黄（后下）15～30克，芒硝（冲服）10克，银花15～30克，蒲公英15克，广木香10克，生甘草6克。外敷药配方：大黄30克，没药10克，陈皮10克，冰片5克。内服药每日2剂，水煎分4次服。外敷药共研细末，按脓肿大小加入适量凡士林调成膏状，摊于塑料薄膜上（厚约0.5厘米），敷于患处，外加纱布敷盖固定，每日换1次。

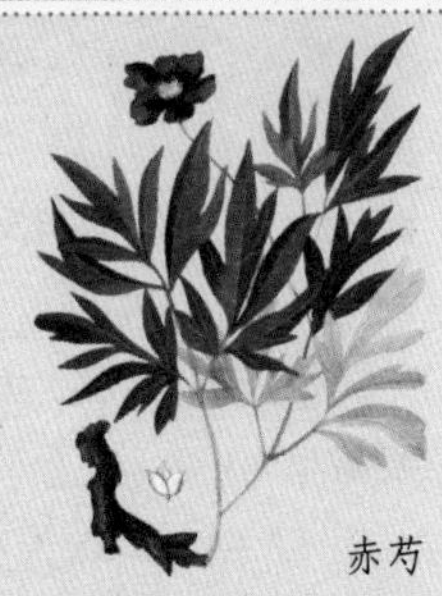
赤芍

【荐方人】湖南　周沛君

用千里红根治阑尾脓肿 >>>>

配方及用法　鲜千里红根120克。每日1剂，水煎，分2次服。

【出处】《单味中药治病大全》

第十节 便血症、便秘

无花果可治便血病 >>>>

配方及用法 干无花果7个，清水煎服，每日1剂。服2剂后，便血停止。

【出处】《中医单药奇效真传》

用仙鹤草汤止便血 >>>>

配方及用法 仙鹤草20克，大小蓟20克，地榆炭20克，荆芥炭15克，黄芪30克，当归20克，枳壳10克，水煎温服。

【出处】《〈开卷有益〉（1996年第3期）真传》

用黑芝麻、核桃仁可治便秘 >>>>

配方及用法 每天中午饭前，把一羹匙黑芝麻、3个核桃仁、6个大槐豆（最好是九蒸九晒的槐豆）在石蒜臼内捣成糊状，放在砂（铁）锅中，倒一碗水用文火熬20分钟，喝时再加蜂蜜一羹匙。

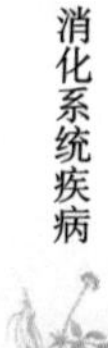

【荐方人】河南 冀树梅

用苁蓉当茶饮能治愈便秘 >>>>

配方及用法 苁蓉（草苁蓉或肉苁蓉均可），每次10克左右，放入茶杯内，将滚开的水倒入泡1～2小时，茶水呈红褐色即饮。每100克苁蓉可饮1个月。用此方数月，疗效显著，且无副作用。

【荐方人】马步升

服肉苁蓉治习惯性便秘 >>>>

配方及用法 每日取30克肉苁蓉水煎，分2次服。一般4～6天见效，10～15天可获痊愈。

【荐方人】四川 李立

用麻油治便秘 >>>>

配方及用法 麻油1～2汤匙，口服，连服1～2次。

【荐方人】四川 李立

用蜂蜜香蕉治便秘 >>>>

配方及用法 蜂蜜用温开水（千万不可用滚开水）

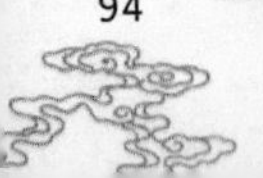

冲稀后服，蜂蜜量使温开水够甜就可以了。每天上午和下午各喝一杯，每杯大约200毫升；同时吃一根或两根香蕉。连用两天，大便就畅通。若便秘十分厉害，可以多用几天。

【荐方人】广东　胡应斌

麻仁、李仁等治便秘 >>>>

配方及用法　麻仁、李仁、黄柏、生地、栀子、天冬各20克，元参、知母、牛膝、防风、银花各15克，甘草3克，水煎服。

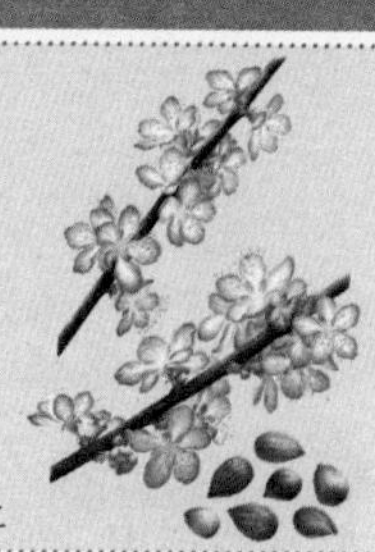

李仁

【荐方人】苏匡才

番泻叶治便秘 >>>>

配方及用法　用番泻叶10克，加沸水150毫升，浸泡30分钟即可服用。可根据排便次数掌握用量。加少量蜂蜜效果更佳。

【出处】《浙江中医杂志》1990年第8期

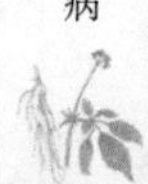

服生白术研粉可治便秘>>>>

配方及用法 生白术30克，研粉成极细末，每次1克，每日3次。

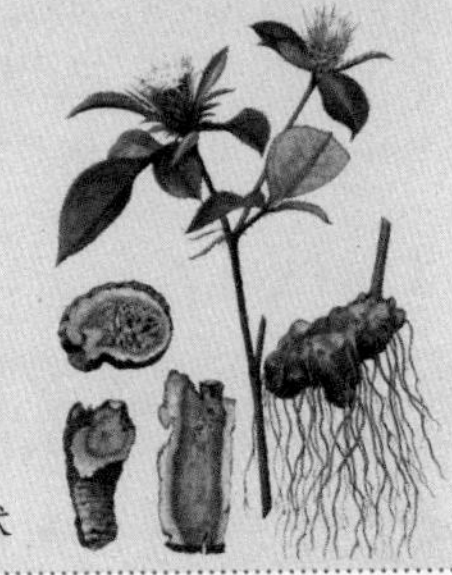

白术

【荐方人】江苏 徐族勤

芦根蜂蜜膏治便秘>>>>

配方及用法 芦根500克，蜂蜜750克。将芦根放入煎锅中，加水6000毫升浸泡4小时，慢火煎煮2小时后去渣，得药液1000毫升，浓缩至750毫升，然后加入蜂蜜煎熬收膏，每天服3次，每次服30毫升，饭前服。

【出处】《单方偏方精选》

第十一节 | 肝硬化及肝硬化腹水

茵陈汤可治肝炎、肝硬化 >>>>

配方及用法 茵陈30克，大黄（后下）9克，栀子9克，丹参18克，太子参24克，郁金12克，田基黄24克，紫珠草18克，内金10克，白芍12克，鳖甲（先煎）15克，白术15克。上药水煎15～20分钟取汁，约200毫升。早、晚各服1次，忌油腻及辛辣饮食。

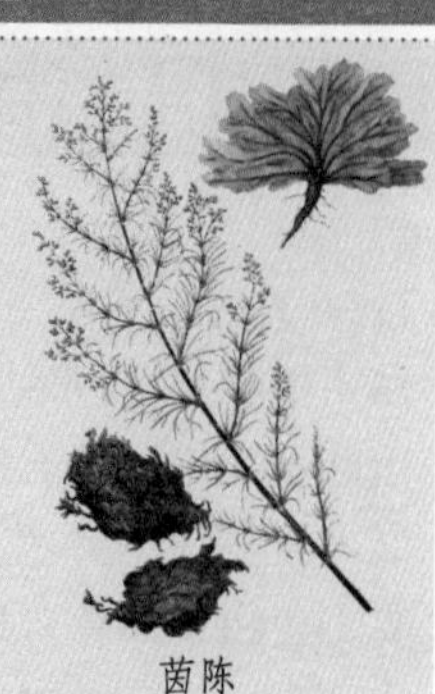
茵陈

功效 本方具有清解湿毒、疏肝化瘀、益气健脾等功效。

丹参泻水蜜治疗肝硬化腹水 >>>>

配方及用法 蟾蜍大者2只，砂仁20克，丹参60克，黑、白丑10克，香油250克，蜂蜜250克。

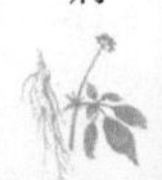

将蟾蜍剖腹去肠杂，把捣细的砂仁，丹参，黑、白丑纳入缝合，放入香油、蜂蜜中用铝锅文火煎熬，煎至油成膏状，去掉蟾蜍。每次取膏 10 ~ 20 克，用适量开水调服，每日 2 ~ 3 次，3 周为 1 疗程。

【荐方人】福建　郑培銮

王不留行可治肝硬化腹水 >>>>

配方及用法 ①王不留行 30 克，白通草 100 克，白茅根 60 克，丝瓜络 20 克，茵陈 40 克，车前子 30 克。②太子参 30 克，生黄芪 3 克，生白术 3 克，丹参 30 克，郁金 10 克，厚朴 10 克，枳壳 10 克，熟大黄 5 克，草河车 15 克，山栀 10 克，胡黄连 10 克，连翘 10 克。先将①方加水煎 30 分钟取汁，用①方药汁再煎②方，50 分钟后取汁频服，每日 1 剂，连服 2 周。

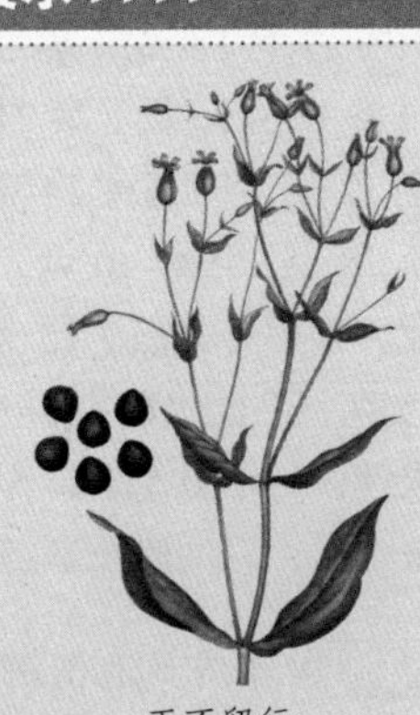
王不留行

功效 方中王不留行、丝瓜络、白通草通络利水；

车前子、白茅根利水消肿，茵陈、郁金、山栀利胆退黄，太子参、生黄芪、生白术益气利水，厚朴、枳壳、熟大黄除胀气通大便，胡黄连、连翘、草河车恢复肝功能，丹参活血补血，消肝脾肿大。

【荐方人】河北　华玉淑

川、怀牛膝等可治肝硬化腹水 >>>>

配方及用法　川、怀牛膝，苍白术，汉防己各30克，生黄芪60克。上药共煎20分钟左右，分2次取汁400毫升，每日服2～3次。服药困难者可少量频服，服药期间忌盐忌碱。

白芥子、麝香等可治腹水 >>>>

配方及用法　白芥子30粒，白胡椒15粒，麝香0.9克。先将白芥子10粒和白胡椒5粒研细，与麝香0.3克混匀，用蒸馏水调成膏状，放入患者洗净的肚脐中，用纱布覆盖，胶布贴两层固定之。10天后重新洗换药（方法同上），3次为1疗程，间歇1周再行1疗程。一般2个疗程即可。

功效　本方对各种原因引起的腹水均有效，尤其

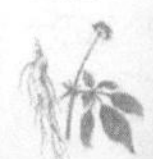

对肝性腹水和肾性腹水疗效较显著，对结核性和癌性腹水有利水作用。

养肝健脾运水汤可治肝硬化腹水 >>>>

配方及用法 黄芪、麦芽、山楂、炒丹参、车前子各30克，炒泽泻15克，炒白术、炒枳壳各12克，制香附、炒木香各10克，茯苓20克。气虚加党参、山药各12克；血瘀明显者加莪术、炙甲片各10克，红药6克；肝肾阴虚去白术、香附，加沙参15克，麦冬、生地、杞子各10克；脾肾阳虚加干姜5克，桂枝6克。每日1剂，10天为1疗程。一般服用1个月左右即显效。

【荐方人】江苏 袁培春

白术除胀汤治肝硬化性腹胀 >>>>

配方及用法 白术60克，山萸肉20克，鸡内金10克。上药煎30～40分钟，取汁约200毫升。每日服1～2次。

【荐方人】河北 樊雄飞

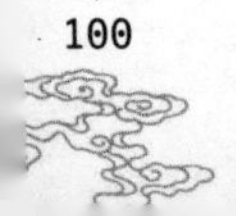

第十二节 | 胆囊炎、胆结石

单味大黄可治急性胆囊炎 >>>>

配方及用法 大黄 30 ~ 60 克，水煎，1 ~ 2 小时服一次，直到腰痛缓解。

【荐方人】广西 谭训智

用清胆合剂可治急慢性胆囊炎 >>>>

配方及用法 柴胡、香橼、栀子、川楝子、佛手、元胡各 12 克，枳壳、白芍、玫瑰花、郁金各 10 克，甘草 6 克，金钱草 30 克，茵陈 20 克。先水煎服，每日 1 剂，分早、中、晚 3 次服。服药 2 ~ 3 日病状好转时，可将上药煎剂改为散剂服（诸药研末混合），每日 2 次，每次 5 克，直至治愈为止。

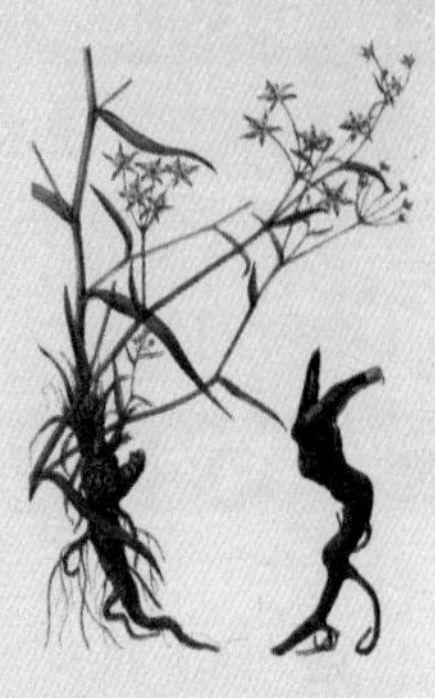

柴胡

【荐方人】内蒙古　王铎

黄连、龙胆草等可治慢性胆囊炎>>>>

配方及用法　黄连、龙胆草、姜黄各15克，元胡、郁金、吴茱萸、当归、白芍各10克，甘草5克。上药煎20分钟，取汁150毫升，再煎一次，取汁150毫升，分早、晚2次服下。忌油腻及辣物。肝郁甚者加柴胡、枳壳、莱菔子；兼有虚寒证者，吴茱萸加至15克，酌加焦术、山药、陈皮等。

【荐方人】黑龙江　荣跃贵

用四味汤治慢性胆囊炎>>>>

配方及用法　玉米须60克，茵陈30克，山栀子15克，广郁金15克，水煎服。

【荐方人】陕西　刘泽民

用排石汤治胆石症>>>>

配方及用法　金钱草30克，生大黄5克，木香15克，郁金20克。肋痛重者加白芍25克；腹胀者加枳壳15克，砂仁10克；伴有胆囊炎发烧者加黄柏 15 克，黄芩 15 克；食欲缺乏者加鸡内金 15 克，焦楂 15 克。每日 1 剂，水煎服。在服药期间，每天加食动物蛋白（猪蹄、牛蹄、羊蹄、肉皮或鸡蛋）50 克，以增加胆汁分泌和胆囊蠕动。最好两餐中间做做跳绳活动，以促进结石排出。

【出处】《老年报》（1996 年 4 月 2 日）

金钱草、郁金可治胆结石 >>>>

配方及用法 金钱草 50 克，郁金 50 克，滑石 50 克（另包），制乳香 30 克，制没药 30 克，甘草 30 克，鸡内金 60 克，山甲 60 克，大黄 30 克，猪苦胆 50 克（焙干），火硝 30 克（另包），白矾 30 克。上药混合碾成面（有罗筛），再购买空心胶囊装好，每天 3 次，每次 4 粒。

金钱草

【荐方人】河南 陈俊杰

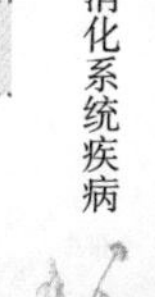

大黄、柴胡等可治胆结石 >>>>

•配方及用法 大黄10克，柴胡、玄胡各15克，金银花、金钱草、海金沙各30克，鸡内金20克，金铃子、郁金、木香、五灵脂各15克，白芍20克，枳壳10克。每日1剂，水煎2次，早、晚分服。

【荐方人】山东 梁兆松

酒炒龙胆草等可治胆道结石 >>>>

•配方及用法 酒炒龙胆草10克，金钱草60克，海藻15克，昆布15克，降香15克，夏枯草30克，蒲公英30克，紫花地丁30克，旋覆花10克（布包），天葵子10克，煨三棱10克，红柴胡10克，硝石（即火硝，又名硝酸钾）15克。上药除硝石一味分5次另行冲服外，加水浓煎。水2200毫升，浓煎成900毫升，分2日5次服，15剂为1疗程。痛止则停药，平时可4日服药1剂（服药1剂，休息2日），5剂可服20天。

【出处】《安徽老年报》（1995年11月29日）

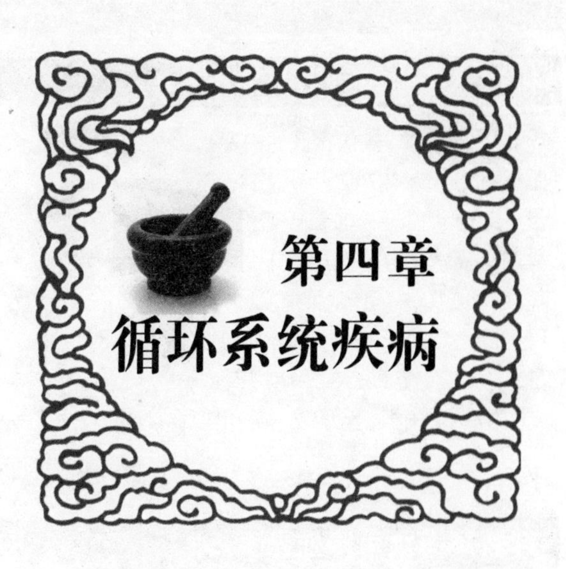

第四章
循环系统疾病

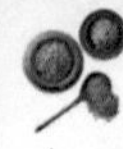

第一节 高血压

桃仁、杏仁等可治高血压 >>>>

配方及用法 桃仁、杏仁各12克，栀子3克，胡椒7粒，糯米14粒。上药共捣烂，加1个鸡蛋清调成糊状，分3次用。于每晚临睡时敷贴于足心涌泉穴，白昼除去。每天1次，每次敷1足，两足交替敷贴，6次为1疗程。3天测量1次血压，敷药处皮肤出现青紫色。

桃

【荐方人】江西 刘玉琴

拌菠菜海蜇可降血压 >>>>

配方及用法 菠菜根100克，海蜇皮50克，香油、盐、味精适量。先将海蜇洗净成丝，再用开水烫过，然后将用开水焯过的菠菜根与海蜇加调料同拌，即可食用。

功效 平肝，清热，降压。可解除高血压之面赤、头痛。

【荐方人】郑女士

醋浸花生米治高血压 >>>>

配方及用法 生花生米、醋各适量。生花生米（带衣者）半碗，用好醋倒至满碗，浸泡7天。每日早晚各吃10粒。血压下降后可隔数日服用1次。

功效 清热、活血。对保护血管壁、阻止血栓形成有较好的作用。

花椒鹅蛋可治高血压 >>>>

配方及用法 鹅蛋1个，花椒1粒。在鹅蛋顶端打一小孔，将花椒装入，面糊封口蒸熟。每日吃1个蛋，连吃7天。

功效 清热解毒。

用决明粉可治高血压 >>>>

配方及用法 决明子500克，白糖适量。将决明子

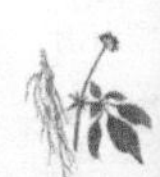

炒黄捣碎，加白糖，每次3克，用开水泡开，每日3次。

【荐方人】四川　赵季芳

用黄芪治疗高血压 >>>>

配方及用法 黄芪30克，葛根15克，枸杞子25克，首乌25克，生地25克，女贞子25克，寄生20克，牛膝10克，泽泻5克，勾藤20克，牡蛎3克。上药水煎服。

备注 由于黄芪具有双向调节血压的作用，医生常虑其升压而怯用。荐方人认为重用黄芪则降压，黄芪量小则升压。临床治疗高血压，黄芪用量必须在30克以上，气虚兼血瘀症者还可适当加量。

【荐方人】熊文晖

银杏叶可治高血压 >>>>

配方及用法 将银杏叶剪成条，每次取5克（超过6克会腹泻），放入杯内，用沸腾的白开水冲泡10分钟，于早饭前服。1天1次，5天为1疗程。吃5天停10～30天。病好了立即停服，不可过量。

备注 采叶时间以霜降前10天左右为宜，并且吃药期间不喝茶，不喝酒，一定不要超量用药。

【荐方人】山东 王世维

金银菊花汤治高血压 >>>>

配方及用法 金银花、菊花各24～30克。若头晕明显者，加桑叶12克；若动脉硬化、血脂高者加山楂24～30克。本方为1日剂量。每日分4次，每次用沸水冲泡10～15分钟后当茶饮，冲泡2次弃掉另换。可连服3～4周或更长时间。

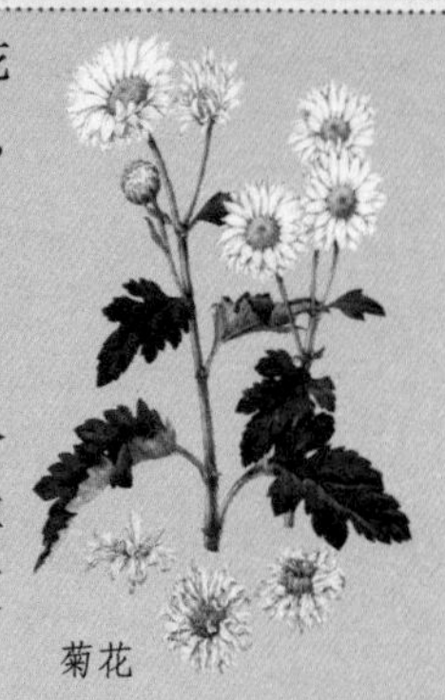

菊花

【荐方人】苏德灵

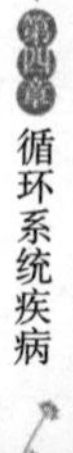

第二节　低血压

黄芪、党参等治低血压>>>>

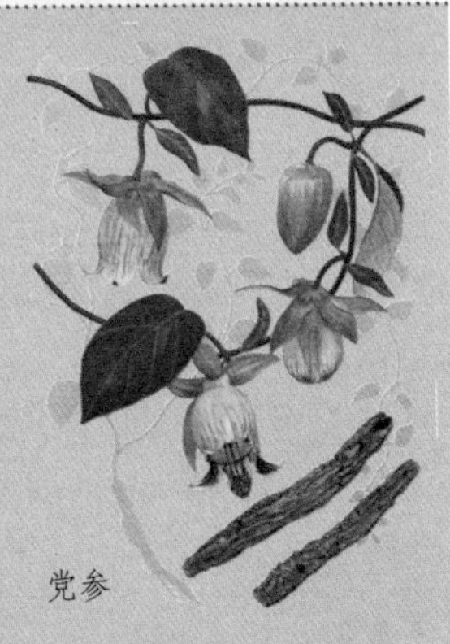
党参

配方及用法　生黄芪、党参各20～30克，白术、当归、柴胡各10～15克，升麻10～12克，枸杞子25～35克，附子6～10克，炙甘草5～8克。若心烦失眠、健忘多梦者，加远志、夜交藤各10克；若腰酸腿软者，加川续断、牛膝、杜仲各10～15克；若全身疼痛者，加鸡血藤、川芎、威灵仙各10～12克，细辛3克。将上药水煎，每日1剂，分2～3次口服。1周为1个疗程。

【荐方人】翟纯花

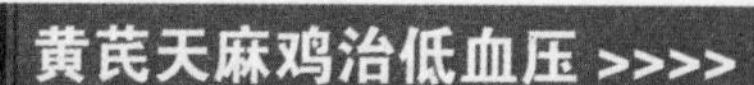

黄芪天麻鸡治低血压>>>>

配方及用法 嫩母鸡1只，黄芪30克，天麻15克，葱、姜各10克，食盐1.5克，黄酒10克，陈皮15克。母鸡去毛、爪及内脏，入沸水中焯至皮伸，再用凉水冲洗。将黄芪、天麻装入鸡腔内。将鸡放于砂锅中，加入葱、姜、盐、酒及陈皮，加水适量，文火炖至鸡烂熟，加胡椒粉少许即可食用。

功效 用治低血压引起的食欲缺乏，腹胀腰酸，头昏乏力，头晕目眩，久立久卧突然起身时出现眼前发黑，并伴有心悸、胸闷、面色苍白、出冷汗、失眠等。

【荐方人】山东 梁兆松

黄芪、官桂等治低血压>>>>

配方及用法 生黄芪、党参各15克，黄精20克，官桂8克，大枣10枚，生甘草6克。将上药水煎3次后合并药液，分早、中、晚3次日服，每日1剂。20天为1个疗程。可连服2～3个疗程，直至痊愈为止。

【荐方人】河北 华玉淑

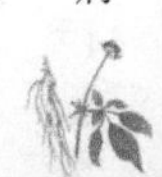

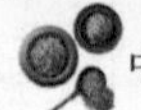

西洋参、桂枝等治低血压 >>>>

配方及用法 西洋参5克，桂枝15克，制附子12克，生甘草10克。将上药用开水泡服，频频代茶饮。每日1剂。服至症状消失，血压恢复正常为止。

【荐方人】河南 李振锋

党参、黄精等治低血压 >>>>

配方及用法 党参、黄精各30克，炙甘草10克。将上药水煎顿服，每日1剂。

【荐方人】四川 李文亮

五味子、淫羊藿可使低血压恢复正常 >>>>

配方及用法 五味子、淫羊藿各30克，黄芪、当归、川芎各20克，白酒40毫升，水煎服。每天1剂，分早、晚饭前服。

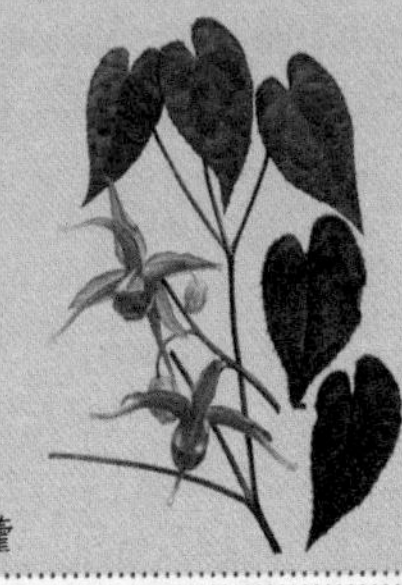

淫羊藿

【出处】《单方偏方精选》

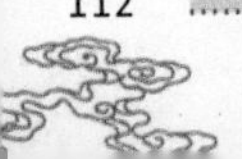

人参、黄芪等治低血压 >>>>

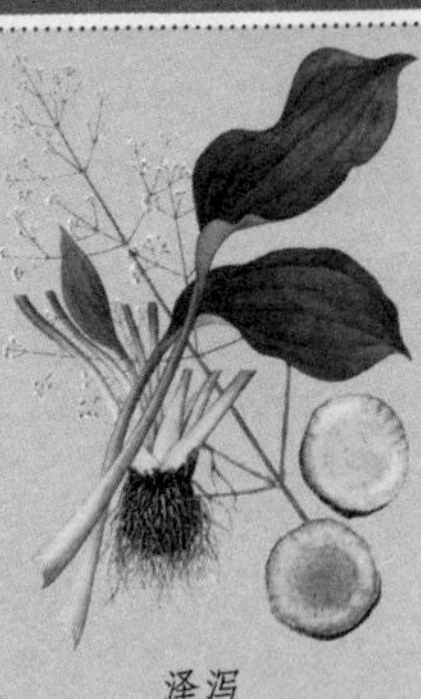
泽泻

配方及用法 人参6克（或党参15克），黄芪、熟地黄、怀山药各25克，山茱萸、枸杞子各20克，牡丹皮、泽泻、麦门冬、茯苓、五味子各10克，生甘草6克。临床应用本方时，可随症加减。若气虚明显者，黄芪可重用至40～50克；若血虚者，加全当归、何首乌、鸡血藤各20～30克；若头晕甚者，加野菊花、天麻、钩藤各10～15克；若腰膝酸痛者，加杜仲、狗脊、川续断各10～15克；若阴虚火旺者，加川黄柏、知母、生地黄各8～12克。将上药水煎，每日1剂，分3～4次口服，半个月为1个疗程。

【荐方人】福建 唐金樸

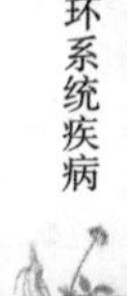

第三节　脑动脉硬化、脑血管意外疾病

首乌、女贞子可治脑动脉硬化 >>>>

配方及用法　首乌、女贞子、淫羊藿、丹参、当归各20～25克，川芎、山楂、玉竹各15克，枸杞子、红花、牛膝各10克，水煎服。每日1剂，上下午各服1次，20～30天为1疗程。如有改善（症状和脑血流图好转，血黏稠度、血脂降低），则再用1～2个疗程巩固。

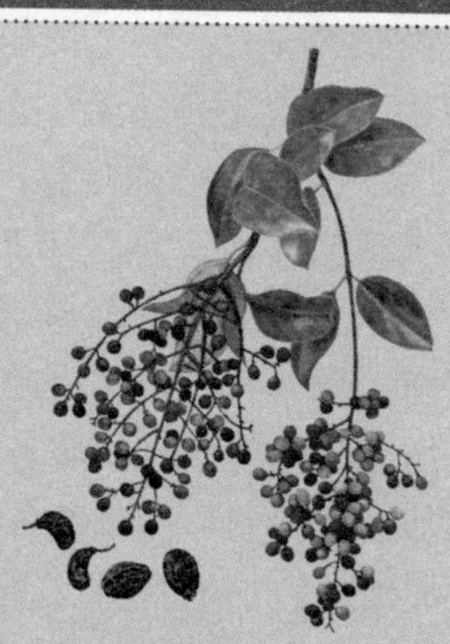

女贞子

如见气虚加黄芪15～30克，党参10克；痰浊加胆南星5克，制半夏9克；四肢麻木不灵活者加地龙15克，僵蚕10克；肝阳上亢血压高加天麻6克（另炖服），钩藤12～15克，决明子15克。

【荐方人】广西壮族自治区　王书鸿

黄连、黄芩可治脑血管硬化 >>>>

配方及用法 黄连、黄芩微炒，各 50 克研末，白芷 25 克，制蜜丸，每丸 6 克。日服 1 次，饭前服。一般 3 天后有效。

【荐方人】河南 刘学堂

黄芪、血丹参可治脑血栓 >>>>

配方及用法 黄芪 100 克，血丹参 20 克，当归 12 克，川芎 12 克，赤芍 15 克，地龙 5 克，桃仁 12 克，红花 12 克，全虫 15 克，蜈蚣 4 条，牛膝 12 克，杜仲 12 克，生地 12 克，菖蒲 12 克，木瓜 30 克，车前子 20 克。每日 1 剂，水煎服。30 天为 1 疗程，连服 3 个疗程。颅内压减轻后，将车前子减量或停服。服上方同时，另将生水蛭 20 克捣碎成粉，每日 2 次，每次 10 克冲服。服 25 天停 1 周，然后服第二个疗程。第二个疗程服完后，每日 2 次，每次 5 克，再服 1 疗程。

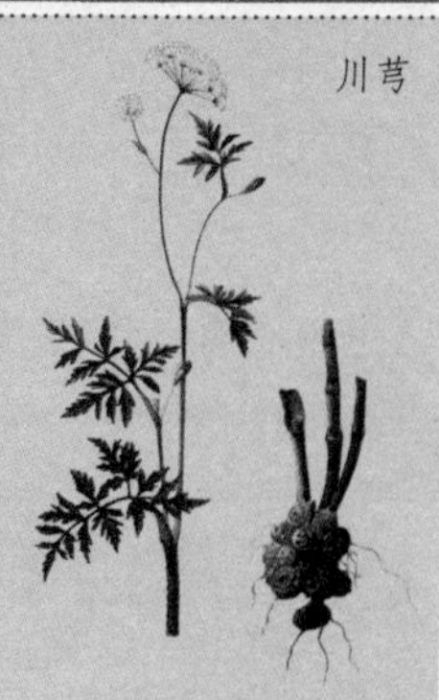
川芎

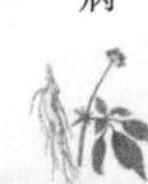

【荐方人】辽宁　王安才

用银杏叶治脑血栓病 >>>>

•配方及用法　将银杏叶撕碎放入暖瓶内（用茶缸浸泡也行），然后倒入100℃白开水约500毫升，浸泡15分钟即可。在早饭后服头遍，午饭后服二遍。一般每天1次，每次用干叶5克。第1个月服5天停3天，以后服5天停5天，5天为1疗程。停5天的目的是让各个器官特别是胃得到休息。脑血栓兼有胃病的人，不宜喝银杏叶水，因对胃不利。服银杏叶水期间，不喝茶，不饮酒。

【荐方人】山东　王世维

仙茅、淫羊藿等可治中风后遗症

•配方及用法　仙茅、知母各15克，淫羊藿、巴戟天、川芎、黄柏各12克，当归18克，牛膝24克。水煎服，每日1剂，日服3次。气虚加黄芪、党参；小便多加益智仁；肢体疼痛加鸡血藤、赤芍；肿胀加薏米、防己；拘挛加龟板、鳖甲、白芍；语言不利加天竺黄、石菖蒲；血压增高加夏枯草、钩藤、石决明，或复方罗布麻片；舌苔变黄腻加竹茹，重用黄柏。

【出处】《秘方求真》

丹参、川芎等可治脑栓塞 >>>>

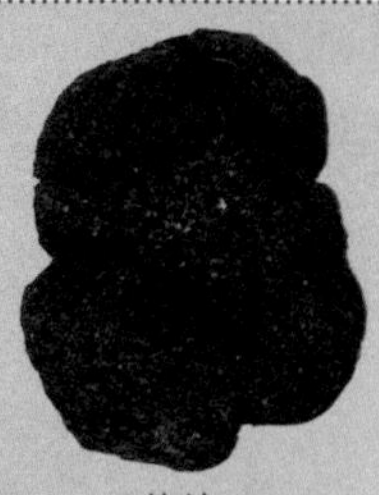
熟地

配方及用法 丹参、川芎、桃仁、归尾、赤芍、葛根、熟地、红花、穿心莲、山楂、鸡血藤各30～50克，黄芪60～100克，牛膝、瓜蒌、地龙、桑寄生、防风各20～40克，水蛭、大蒜提取液各100～160克，随症加减。药用酒浸，按常规制成口服液，每次服20～30毫升，每日3次，2个月为1疗程。血压高者配服降压药。

【荐方人】湖南 王文安

白薇、泽兰可治脑出血半身不遂 >>>>

配方及用法 白薇15克，泽兰9克，山甲6克。水煎服，每日1～2剂。

【荐方人】广东 谢亚道

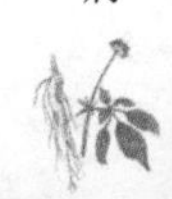

第四节 各种心脏病

淫羊藿、制附片等治风湿性心脏病>>>>

配方及用法 淫羊藿45克，制附片18克，桂枝30克，王不留行30克，当归30克，桃仁30克，丹参30克，郁金30克，红花24克，五灵脂24克，生蒲黄24克，三棱24克，莪术24克，香附15克，菖蒲15克，远志10克，葶苈子10克。上药水煎，取汁500毫升，早、晚2次分服，每日1剂。

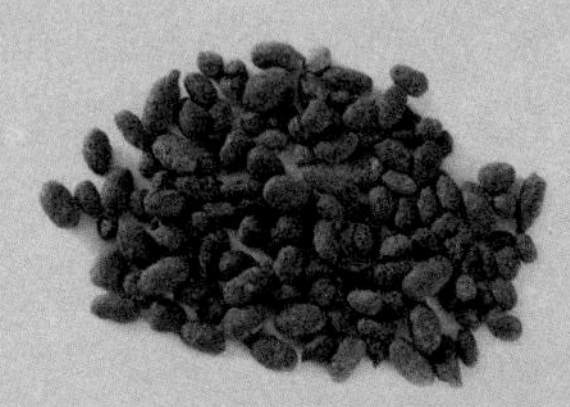
五灵脂

【荐方人】陕西 潘贞友

川芎、五味子等可治心脏病>>>>

配方及用法 川芎20克，五味子10克，党参30克，麦冬20克，黄芪30克，甘草5克。上药水煎，煮沸 15 ~ 30 分钟，取浓汁约 500 毫升，分 3 次温服，每日 1 剂。

功效 对各种心脏病所引起的惊悸怔忡、心痛、头昏失眠、神疲乏力等症状具有较好的疗效，长期服用无毒副作用。

黄瓜藤可治心脏病 >>>>

配方及用法 将黄瓜藤连根阴干，每次取适量水煎，代茶饮。日服 5 ~ 6 杯，有特效。

【荐方人】辽宁 李肃

薤白、瓜蒌等可治冠心病 >>>>

配方及用法 薤白 10 克，瓜蒌 10 克，丹参 10 克，赤芍 10 克，川芎 10 克。上药为 1 剂，水煎服，每日 3 次，每次 5 小匙。多数患者服药后一两天可见效。

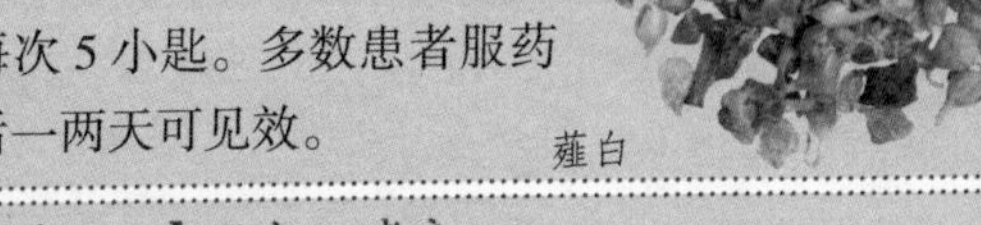

薤白

【荐方人】辽宁 田孝良

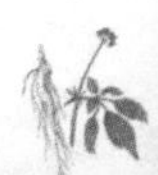

南瓜粥可治冠心病 >>>>

配方及用法 每次取成熟南瓜 100 ~ 200 克，与大米同煮成稀粥，加入少许糖（稍有甜味即可），1 日 1 顿。

【荐方人】黑龙江 姚连江

拍打胸部可治室性早搏 >>>>

方法 左手掌拍右胸部，右手掌拍左胸部，交替进行，各拍 120 次，早、晚各进行 1 次。经过 1 年多的拍打，早搏基本痊愈。另外两个朋友试用此法，亦治好了早搏。我的几位身体健康的同事，在空闲时间亦采用此法进行锻炼，感到心胸舒畅，对身体很有好处。

【荐方人】河北 刘德沛

口服小檗碱治顽固性室性早搏 >>>>

配方及用法 每次口服小檗碱 0.4 ~ 0.5 克，每日 3 次，5 ~ 7 天为 1 疗程。

功效 此方适于顽固性室性早搏。

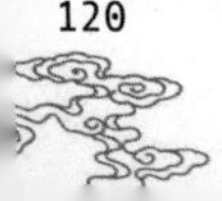

胡荽瓜蒌等可治心绞痛>>>>

配方及用法 胡荽10克，瓜蒌、柳枝、白杨枝、芦根、白茅根各100克，上药加水1500毫升，煎至400～500毫升。1次全服，每日服1剂。

【出处】《实用专病专方临床大全》

红参等可治急性心力衰竭>>>>

配方及用法 红参25克（另炖服），淡附片30克，干姜10克，桂枝3克，煅龙骨、牡蛎各30克（先煎），五味子16克，丹参30克，炙甘草6克。煅龙骨、牡蛎煎汤代水，再纳其他药，每剂煎3次，将3次煎出药液混合取300毫升，日服3次。严重者2剂合一，水煎灌服，每隔2～3小时服1次。偏阴虚者加麦冬、生地、阿胶、熟枣仁，偏血瘀水阻者加川芎、桃仁、红花、茯苓、泽泻，偏阳虚水泛者加白术、猪苓。

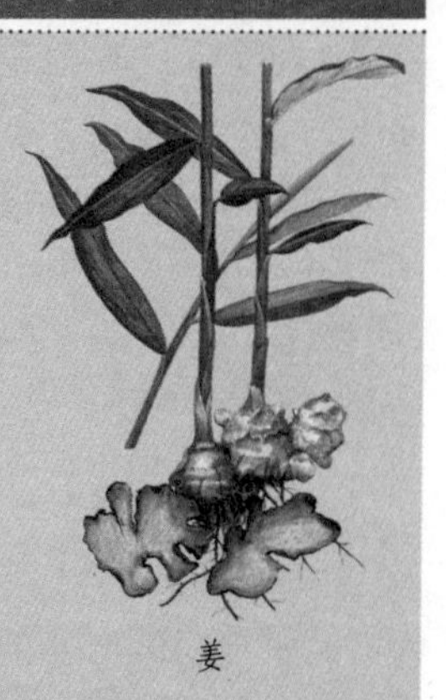

姜

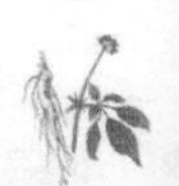

第五节 中风偏瘫

黄芪、威灵仙等敷脐可治中风 >>>>

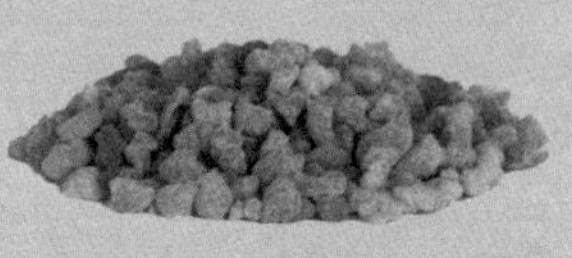
乳香

配方及用法 黄芪、威灵仙、羌活各90克，乳香、没药、琥珀各40克，肉桂10克，共研极细末。于每晚睡前，用温水洗净脐窝，取上述药末6克用醋或黄酒调成糊状，炒温热，敷入脐中，加麝香风湿膏固定，然后再用热水袋（切勿过热，以防烫伤）置于脐部约30分钟，次日再将脐部药膏去之。第1周每日如法1次，第2周起隔日2次。

【出处】安徽黄山书社《享其天年谈益寿》

炒桑枝、当归等可治中风偏瘫 >>>>

配方及用法 炒桑枝100克，当归、菊花、五加皮各60克，苍术、地龙各30克，丝瓜络15克，炮附子10克，川牛膝25克，夜交藤30克，宣木

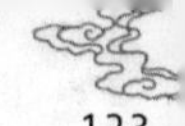

瓜 12 克，木通 10 克。上药配黄酒 2500 克，密封于罐内 10 天后把黄酒分出。将药焙干，取药研末，装入胶囊，每粒 0.3 克。每日 3 次，每次服 3 粒，2 个月为 1 疗程。每次用酒 15 ~ 20 毫升送服，以微醉为度。上半身瘫痪饭后服，下半身瘫痪饭前服。

【荐方人】刘志斌

赤芍、川芎等可治中风偏瘫 >>>>

配方及用法 赤芍 15 克，川芎 10 克，当归尾 20 克，地龙 15 克，黄芪 100 克，桃仁 10 克，红花 15 克。黄芪桂枝五物汤配方：黄芪 100 克，桂枝 15 克，白芍 20 克，生姜 10 克，大枣 15 克。上二方药煎 15 ~ 20 分钟，取汁约 200 毫升，日服 3 次。可配再造丸之类同服，效果更佳。

【荐方人】辽宁 何美贤

马钱子等可治中风偏瘫 >>>>

配方及用法 制马钱子 6 ~ 10 克，僵蚕、全蝎、当归、川芎、生地、桃仁、红花、丝瓜络、附子各 10 克，蜈蚣 5 条，白芍 30 克，黄芪 30 克。上药水

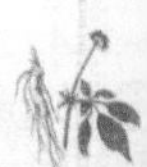

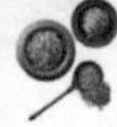

煎服，每日1剂，水煎2次，取400毫升，早、晚饭后分服，15天为1疗程。

【出处】《实用专病专方临床大全》

麝香、冰片等可治中风偏瘫 >>>>

配方及用法 麝香1克，冰片5克，川牛膝15克，木瓜20克，樟脑50克，雄黄40克，桃仁15克，半夏6克。共研细末，分30等份。另备大活络丸（中成药）30粒，生姜90克。每次用热米饭捶饼2个，每饼放上药末1份，大活络1粒，生姜末3克，敷患侧上下肢各1穴位（上肢取肩髃、尺泽，下肢取环跳、委中，交替使用），晚敷早去，半月为1疗程。

【荐方人】湖北 夏树槐

黄芪、当归等可治中风偏瘫 >>>>

配方及用法 黄芪15克，当归12克，赤芍12克，桃仁6克，全虫12克，蜈蚣10克，续断12克，荆芥10克，牛膝12克。上药煎服，每日1剂，7剂为1疗程。每个疗程间隔3天，3个疗程即见效。

【荐方人】河南 党传统

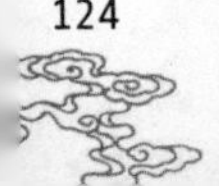

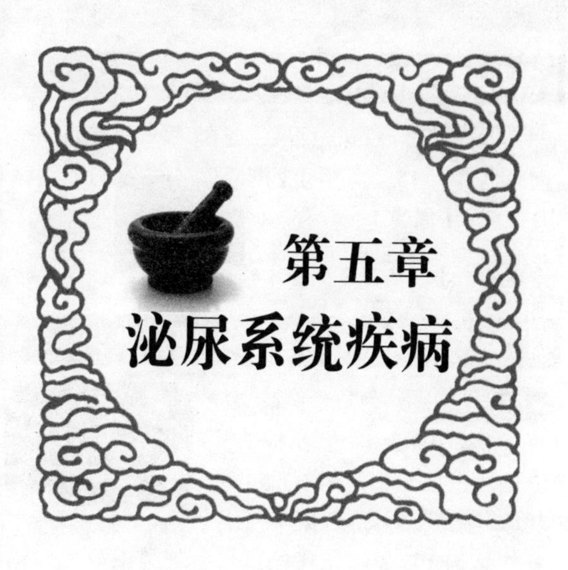

第五章
泌尿系统疾病

第一节 各类肾炎

白花蛇舌草、白茅根治肾炎 >>>>

配方及用法 白花蛇舌草、白茅根、旱莲草、车前草各9～15克。将上药水煎，分2次口服，每日1剂。1周为1个疗程。

【荐方人】《实用专病专方临床大全》

刺梨、丝瓜根治急性肾小球肾炎 >>>>

配方及用法 刺梨根鲜品200克（干品100克），丝瓜根（干鲜均可，如无根，用丝瓜叶和丝瓜络代替）4根，红糖30克，鲜瘦猪肉100克。先将丝瓜根、刺梨根放入砂锅内煎30分钟，再将红糖、瘦猪肉放入煎30分钟后取出，喝汤吃肉，每日1剂，连服3剂为1疗程。

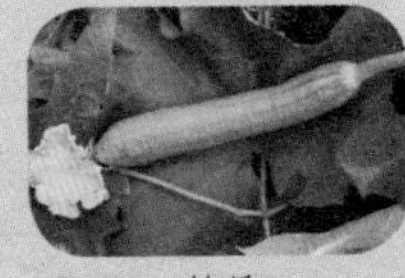
丝瓜

【荐方人】四川 杨从军

大戟煎汁顿服治肾小球肾炎>>>>

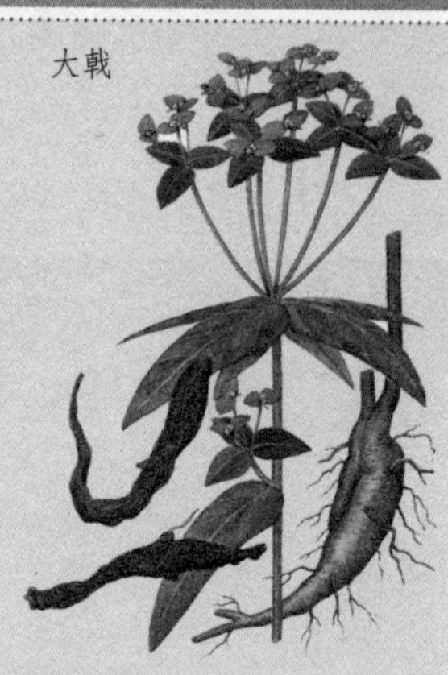
大戟

配方及用法 取手指大小的大戟2～3枚（10～30克），上药刮去外皮，以瓦罐煎汁，顿服，服后多出现呕吐及腹泻水液。间隔数天再服，剂量及间隔时间视患者体质及症状灵活掌握。个别气血虚衰患者，于水肿消退大半后，用大戟复方（大戟、锦鸡儿、丹参各15～30克）轻剂缓服，需40～50剂。

【出处】《单方偏方精选》

泽漆、泽泻等可治急性肾炎>>>>

配方及用法 泽漆、泽泻各30克，半夏、紫菀、白前各12克，黄芩、茯苓、白术各15克，桂枝、甘草各6克，生姜5片。加减：浮肿明显者加大腹皮15克，茯苓皮20克；血尿严重者加白茅根、仙鹤草各30克；尿蛋白“+++”以上者加芡实、金樱

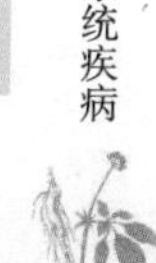

子各30克；血压偏高者加石决明30克，钩藤15克；恢复期去黄芩加生黄芪、菟丝子各30克，枸杞、党参各15克。每日1剂，水煎服，2周为1疗程。

【出处】《四川中医》1991年第11期

商陆、泽泻治急、慢性肾炎 >>>>

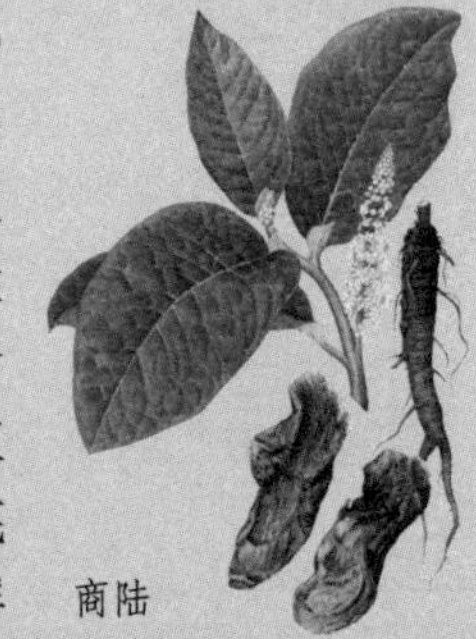
商陆

配方及用法 商陆15～30克，泽泻15～30克，生韭菜120～180克。用清水浓煎温热服。上药为一日量。急性肾炎可单用上方；亚急性肾炎于方内加茯苓皮31克，五加皮15克；慢性肾炎加黄芪31克，木瓜15克；营养性浮肿加薏苡仁62克。一般服4～10剂即可愈。

【出处】广西医学情报研究所《医学文选》

牛蹄角质片熬水喝治慢性肾炎 >>>>

配方及用法 牛蹄（即牛蹄的角质部分）1只，除去泥土，用利刀切成薄片。用1/4的牛蹄，加水三碗，水煎，煎至一碗水时，去渣温服。两日 1 次，晚饭后服。

【荐方人】河南 张尚兴

青蛙、巴豆可治急慢性肾炎 >>>>

配方及用法 青蛙 1 只，巴豆（去皮）3 粒。将巴豆塞入青蛙肛门内，倒挂屋内通风处，待阴干后（一般需 7 天左右）以瓦焙青蛙至酥脆，研成面即可。每只青蛙经炮制后，可服 20 次。每日 2 次，白开水送服。

【出处】《广西中医药》增刊（1981 年）

猪苓、茯苓可治急、慢性肾炎 >>>>

配方及用法 猪苓、茯苓、白术、泽泻、桂枝、桑皮、陈皮、大腹皮、茯苓切皮各 10 ~ 15 克。水煎服，每日 1 剂。

功效 化气利水，健脾祛湿，理气消肿。

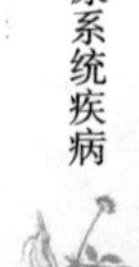

第二节 尿痛、尿血、尿路感染

生山楂煎服治尿痛 >>>>

配方及用法 生山楂 90 克，水煎服。

【出处】《浙江中医杂志》（1992 年第 5 期）、《中医单药奇效真传》

鲜金钱草取汁服治尿道刺痛 >>>>

配方及用法 鲜金钱草 150 克。将鲜金钱草洗净，绞取汁服用，每日 2 次。

【出处】《小偏方妙用》

生地龙汁治尿血有特效 >>>>

配方及用法 活地龙（即从地里刚刨出来的活蚯蚓）40 条，生大蓟 150 克，白糖 150 克。把活蚯蚓洗去泥土，置清水内加入 3 ~ 5 滴食用油，让蚯蚓吐出腹中泥土，如此反复两次，至腹中黑线消失呈透明状为止，然后将蚯蚓放置干净钵子内，撒上白糖，不久蚯蚓即化成糖汁。另取生大蓟 150 克，加水煮沸 10 ~ 15 分钟，趁滚沸时倒入活蚯蚓化成的糖汁即成。让病人空腹服，趁热尽量多饮。

【出处】《偏方治大病》

生地、茯苓等可治尿血 >>>>

配方及用法 生地 50 克，茯苓 30 克，丹皮 12 克，泽泻 15 克，白芍 20 克，旱莲草 25 克，黄柏 10 克，阿胶 15 克（煎药去渣取汁，文火煎阿胶），滑石 20 克，白茅根 20 克，甘草 6 克。水煎服，日服 1 剂，连服 4 剂。

茯苓

【荐方人】海南 梁天生

马齿苋可治尿路感染 >>>>

配方及用法 马齿苋干品 120 ~ 150 克（鲜品 300 克），红糖 90 克。马齿苋如系鲜品，洗净切碎和红糖一起放入砂锅内加水煎，水量以高出药面为

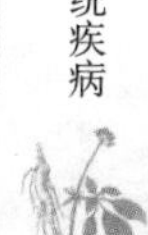

度，煎沸半小时则去渣取汁约400毫升，趁热服下，服完药盖被出汗。如属干品则需加水浸泡2小时后再煎，每日服3次，每次煎1剂。

【出处】《新中医》（1979年第4期）、《单味中药治病大全》

龙葵蔗糖水治急慢性尿路感染 >>>>

配方及用法 龙葵500克，蔗糖90克。将龙葵晒干切碎，加水4000毫升，煮沸90分钟后过滤取汁，滤渣再煎沸1小时后取汁去渣，然后把2次药液合并过滤，浓缩至1000毫升，趁热加入蔗糖溶解并搅匀，每次服100毫升，每日3次，5天为1疗程。

【出处】《四川中医》（1987年第5期）、《单味中药治病大全》

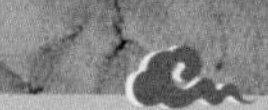

第三节 尿失禁、尿频、遗尿

维拉帕米治急迫性尿失禁 >>>>

配方及用法 维拉帕米40克，口服，每日3次，7天为1疗程。

【出处】《实用西医验方》

芡实、桑螵蛸等治遗尿 >>>>

配方及用法 取芡实30克，桑螵蛸15克，硫黄90克，葱10棵，共捣为泥，存放在洁净的玻璃瓶里备用，一般存放7天为限。每晚睡前用75%的酒精棉球将肚脐及其四周腹壁消毒，然后将药摊在肚脐周围，再用绷带绕腰缠紧固定，次日早晨取下，第二天晚上，仍按前法使用，一般5次可愈，最长的为7天。

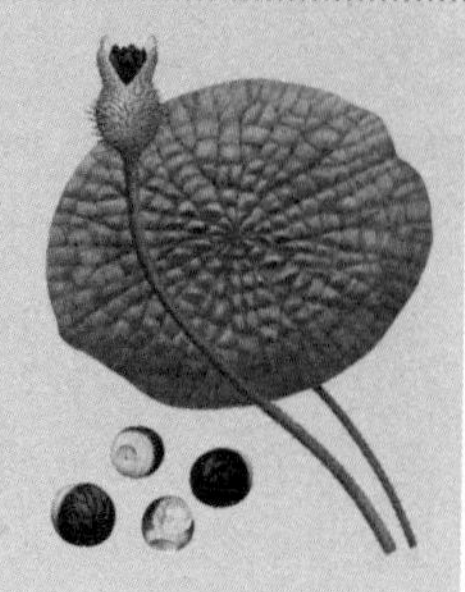

芡实

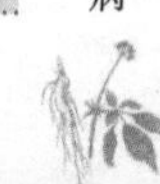

【荐方人】林健

用干姜甘草汤治遗尿 >>>>

配方及用法 干姜、甘草、夜关门各30克，台乌、益智仁、白术各10克。上药用冷水浸泡20分钟后，文火煎30分钟，取汁约300毫升，1日3次，2日1剂。

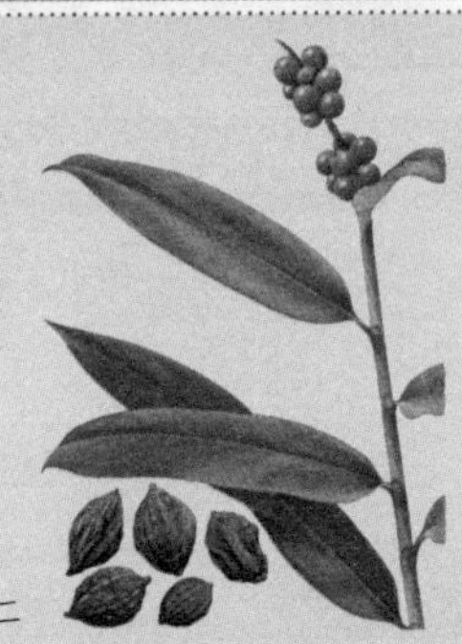
益智仁

【荐方人】四川 吴甫兴

生龙骨鸡蛋可治遗尿 >>>>

配方及用法 取生龙骨30克水煎，用此药汁煮鸡蛋2个；第二次亦用龙骨30克，同前一次煮后之龙骨同煎，仍用此药汁煮2个鸡蛋；以后各次均按上法煎，约200克龙骨煮12个鸡蛋为1疗程剂量。每日可吃2个龙骨煮鸡蛋。

【出处】《偏方治大病》

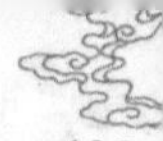

五味子、胡椒可治愈遗尿 >>>>

配方及用法 五味子、胡椒、故纸各 6 克。上三味共为细末，糊在肚脐上，胶布封闭，每天换 1 次，4 天为 1 疗程，若见效，连续服两三次即愈。

【荐方人】河南 燕国龙

火麻仁、覆盆子等治尿频 >>>>

配方及用法 火麻仁、覆盆子各 15 克，杏仁、生白芍各 9 克，生大黄 6 克，枳壳、厚朴各 5 克，桑螵蛸 12 克。将上药水煎，分 2 次服，每日 1 剂。

【荐方人】新疆 何怀江

蒲公英、半枝莲等治尿频 >>>>

配方及用法 蒲公英、半枝莲各 20 克，茯苓、怀山药、木通、泽泻、五味子各 12 克，甘草 10 克。将上药水煎 3 次后合并药液，分早、晚两次口服。5 剂为 1 个疗程。若气血两虚者，加生黄芪、全当归、何首乌各 20 ~ 30 克；若腰膝酸软无力者，加川续断、杜仲、狗脊、怀牛膝各 10 ~ 15 克。

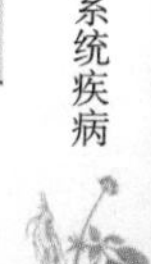

第四节 尿闭（癃闭）

用矾盐散外治老年尿潴留 >>>>

配方及用法 白矾60克，研末与食盐30克搅匀调成药散后，湿敷神阙穴（位于脐窝正中）。

【荐方人】李子云

干蝼蛄治疗尿潴留疗效甚佳 >>>>

配方及用法 干蝼蛄5克，研末温开水送服。

功效 治疗36例均有效。服药1次见效者32例，其中，1小时内排尿畅通者10例，1～2小时排尿畅通者16例，2小时后排尿畅通者6例；重复3次服药后排尿畅通者4例。

满天星、车前草治小便不通 >>>>

配方及用法 满天星、生车前草各1盅冲烂，用净布包好放淘米水内，榨去绿水兑白糖饮之。一般服药后 3 小时小便可通。

【荐方人】广西 诸葛达

用葱白胡椒敷脐治小便不通 >>>>

配方及用法 葱白 1 根（约 10 厘米长），白胡椒 7 粒，共捣烂如泥，填敷肚脐上，盖以塑料薄膜，胶布固定。

【出处】《老人报》（1996 年第 7 期）

单用田螺治癃闭 >>>>

配方及用法 取大田螺 1 个，剥壳后，连屎带肉加食盐少许共捣如泥敷脐上，外贴麝香止痛膏 1 张，每次敷 60 分钟，隔天换药 1 剂。

【荐方人】四川 唐珙

宣化汤治癃闭有神奇疗效 >>>>

配方及用法 炙枇杷叶（布包）、豆豉、郁金各 12 克，车前子（布包）、紫菀各 15 克，川通草、上官桂各 5 克。上药水煎每日 1 剂，早、晚各 1 次。

【荐方人】江苏 薛其祚

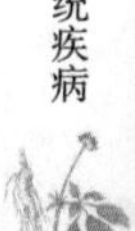

第五节 乳糜尿（白浊尿）、尿毒症

穿山甲研末黄酒冲服治乳糜尿 >>>>

配方及用法 将穿山甲甲片或整只穿山甲（去内脏）置瓦片上焙焦干，研末，每次 10 ~ 12 克，每日 3 次，黄酒冲服。

【出处】《中医杂志》（1987 年第 3 期）、《中医单药奇效真传》

用银杏桂圆可治乳糜尿 >>>>

配方及用法 每天早晨剥五六个银杏果、五六个桂圆，再加约 15 克枸杞子，约 15 克冰糖共煮后空腹吃下。

功效 银杏可补心养气，益肾润肺；桂圆可补心养气，开胃健脾；枸杞子能滋肾润肺，治肝肾气上述诸味并用，相得益彰。

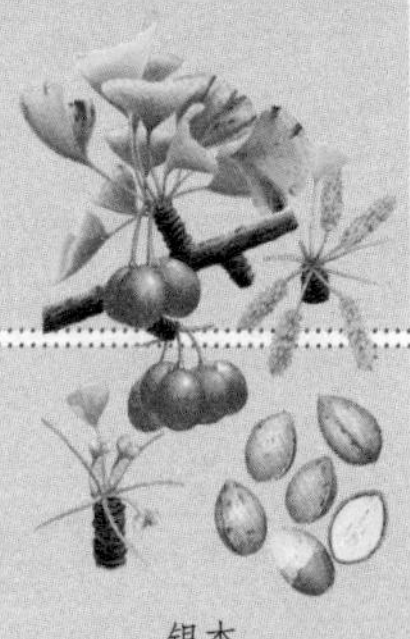
银杏

【荐方人】益民

黄柏、大黄等可治尿毒症 >>>>

配方及用法 黄柏、大黄、黑丑、杏仁、干姜、桂枝、蒲公英、丁香、甘草、五味子各10克，生地35克，知母20克，枸杞50克，黄芪、党参、白芍各15克，柴胡5克。上药水煎服。如1剂小便通者减大黄，加黄芩10克，半夏10克，瞿麦15克。服8～10剂可愈。本方的剂量不可随意加减。

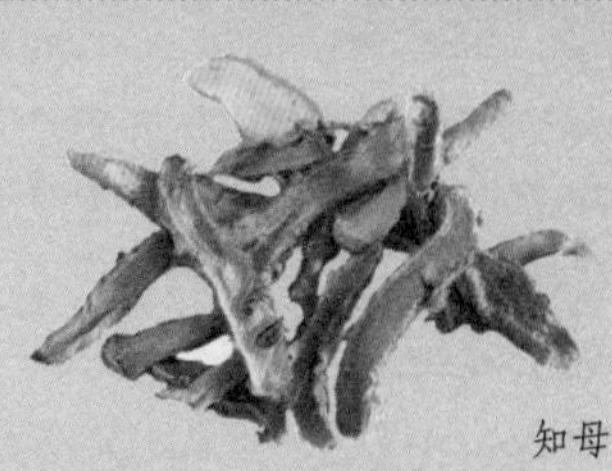

知母

【出处】《单味中药治病大全》

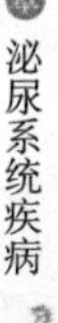

第六节 泌尿系统结石

金钱草、白茅根可治肾结石 >>>>

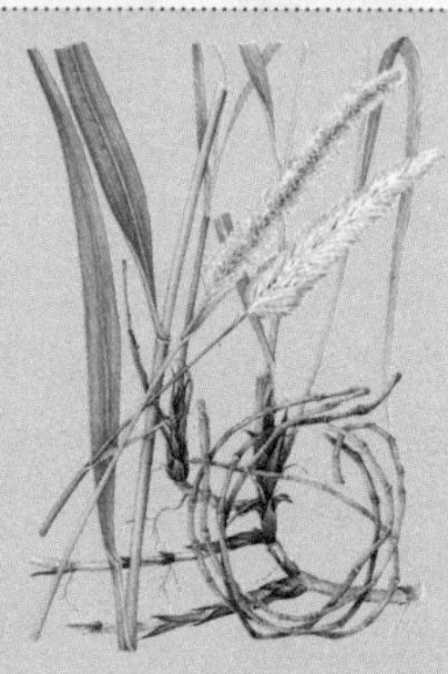
白茅根

配方及用法 金钱草15克（鲜药31克），白茅根62克，地骨皮46克，兑水2～2.5千克，水煮沸后文火煎10～15分钟，滤出汁液，放温后代茶饮。一次饮不完，装进保温瓶里，每天饮数次。每剂药煎2次，煎第二次时适当少添些水。每天1剂。菠菜籽1.5千克，放锅内文火焙黄，研面过罗干吃或温开水冲服。每天3～4次，服62～93克，7天为1疗程。轻者1个疗程，重者2个疗程。若无特殊情况，一般不超过3个疗程，即可治愈。

【出处】《中医药信息报》（1995年10月7日）

车前子、木通等可治泌尿系统结石 >>>>

配方及用法 车前子20克，木通、大黄、甘草各10克，滑石15克，白茅根30克，金钱草50克。上药水煎服，早、晚各服1次，每日1剂。结石在肾脏者加生地、枸杞子各20克；结石在输尿管及膀胱者加白术12克，桂枝6克，猪苓9克。

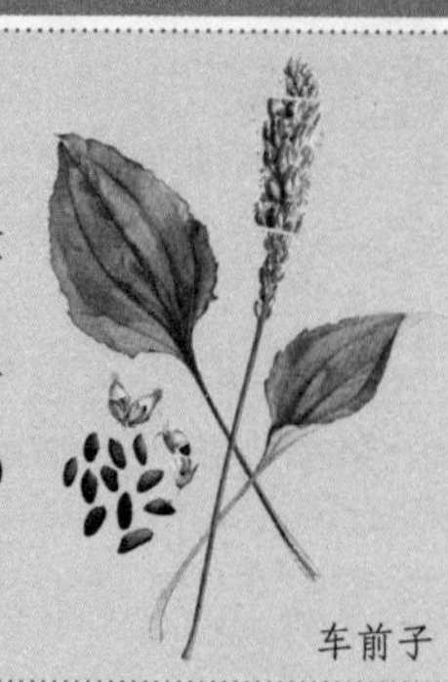

车前子

【荐方人】辽宁 郑福春

金钱草、海沙藤可治尿路结石 >>>>

配方及用法 取金钱草、海沙藤各60克，鸡内金15克，每天1～2剂，加水煎汤代茶频饮，可大增尿量和稀释尿液，能加强对结石的冲刷力，使结石缩小排出体外。本方适合治疗不需手术的输尿管、膀胱等尿路结石。

【荐方人】潘彦清

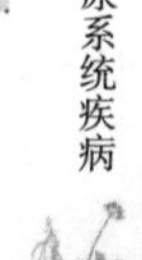

鲜鱼腥草、地龙等可治尿路结石 >>>>

配方及用法 鲜鱼腥草160克，红地龙10条，白糖50克。地龙用水漂净，将其置白糖内液化。鱼腥草取汁，两者混合后顿服。

【荐方人】赖新发

鲜杉树脑头可治尿道结石 >>>>

配方及用法 用36个新鲜杉树脑头，加红糖、白糖各100克，用水2碗煎服，连服三四天。

【荐方人】浙江 王星田

鹅不食草治膀胱结石 >>>>

配方及用法 取鹅不食草200克（鲜品）洗净，捣烂取汁，加白糖、白酒少许，一次服完。每日1剂，服3剂，小便通畅。连服1周，小便多次排出泥沙样物。

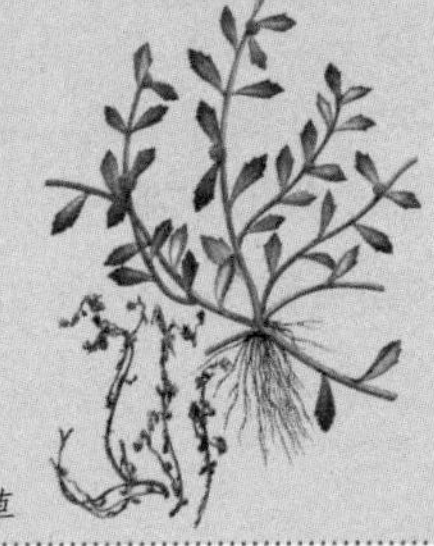
鹅不食草

【荐方人】浙江 王星田

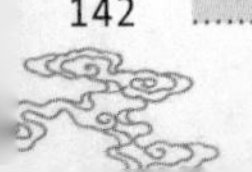

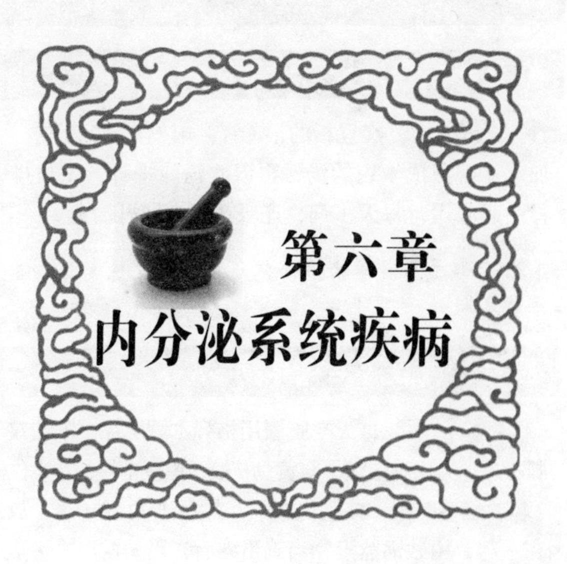

第六章 内分泌系统疾病

第一节 糖尿病

红豆杉根炖排骨可治糖尿病 >>>>

配方及用法 红豆杉的根（宜兰山上产）250克，加水4碗煎成1碗的汤，再以此汤炖排骨，汤与排骨一起服用，每天1剂，连服3剂，即可治愈。

【出处】广西医学情报研究所《医学文选》（1988年第4期）

黑豆、黄豆等治糖尿病 >>>>

配方及用法 每天空腹服用格列本脲2片、苯乙双胍1片。另用鸡蛋2个与黄豆7粒，黑豆7粒，花生仁7粒，红枣7个，核桃仁2个，共六样32粒（个）放在一起，用砂锅熬煮，当鸡蛋熟后，用勺捞出，去皮吃掉。锅内余下的五样东西多煮会儿，待烂熟后吃完。

备注 煮熬时切忌使用铁、铝、搪瓷等类锅，以免降低治疗效果。此方没有副作用，长期服用疗效明显。

黑木耳、扁豆治糖尿病 >>>>

配方及用法 黑木耳、扁豆等份。晒干，共研成面。每次9克，白水送服。

功效 益气，清热，祛湿。用治糖尿病。

黄芪、太子参等可降血糖 >>>>

配方及用法 黄芪40克，太子参15克，白术10克，萸肉10克，白芍15克，生地15克，川牛膝20克，黄精30克，茯苓15克，黄芩10克，黄连6克，元参20克，五味子10克，三七5克（冲服），泽泻10克，车前子15克，柴胡10克，乌梅10克，生姜3克，甘草10克。上药水煎服，每天1剂，每剂3煎，每煎30分钟（以开锅计时），分早、中、晚温服。

太子参

【荐方人】宁夏回族自治区 曹生无

常食南瓜治糖尿病 >>>>

配方及用法 南瓜（番瓜、楼瓜、倭瓜、北瓜）。熟食，或当主食食用。

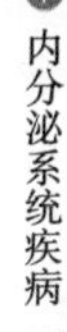

【荐方人】辽宁 梁殿喜

元参、麦冬可让血糖指数恢复正常 >>>>

配方及用法 元参、麦冬、熟地、黄芪各90克，云苓、栀子、花粉各15克，山萸肉30克，豆豉45克，知母30克，水煎服。每剂煎3次，将3次药汁混合搅匀，早、中、晚饭后各服1次。

【荐方人】河南 黄福林

天花粉、麦门冬等可稳定血糖 >>>>

配方及用法 天花粉40克，麦门冬40克，黄芪40克，生山药60克，生地30克，知母30克，丹参30克，山茱萸30克，丹皮20克，茯苓15克，泽泻15克，熟地15克。以水煎取法（每剂煎3次）滤渣制成100%的药液500毫升，早、中、晚饭后分3次口服，每日1剂，15剂为1疗程。

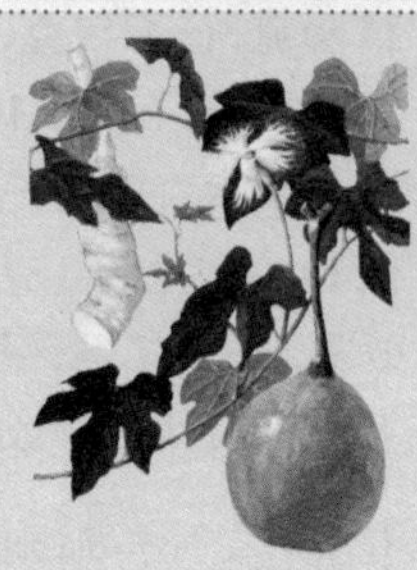
天花粉

加减：阴虚重者减黄芪，加玄参30克；气阴两虚者加白术15克；阳虚重者放人参10克，桑螵蛸15克。

【荐方人】山东 王晓兴

冷水茶治糖尿病 >>>>

配方及用法 茶叶 10 克（以未经加工的粗茶为最佳，大叶绿茶次之）。将开水凉凉，取 200 毫升冷开水浸泡茶叶 5 个小时即可。

【荐方人】福建 梁建英

用苞米缨子煎水治糖尿病 >>>>

配方及用法 取苞米棒子尖部突出的红缨子 100 ~ 200 克，用煎药锅加水煎煮，日服 3 次，每次两小茶杯，不用忌口。连服效果显著。

【荐方人】辽宁 梁殿喜

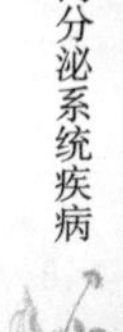

第二节 浮肿、口干症、身体肥胖症

羊肉煮菟丝子治浮肿 >>>>

配方及用法 用黄豆地里黄丝子（也叫菟丝子）和羊肉一起煮熟吃，吃饱为止，不计量，第一天吃了，第二天就消肿。

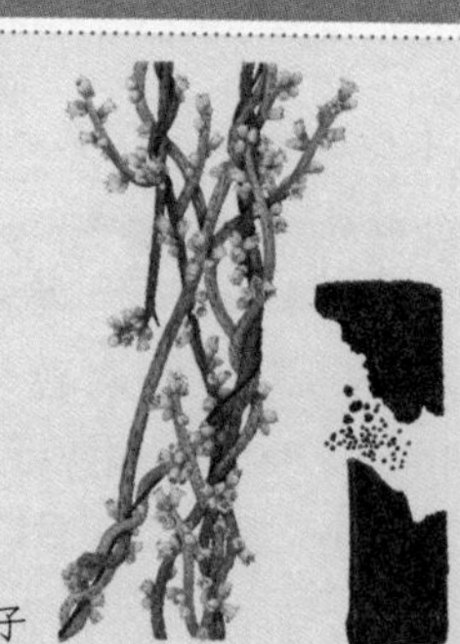
菟丝子

【荐方人】辽宁 张海莲

嚼服枸杞子治口干症 >>>>

配方及用法 枸杞子一把（约30克）。每晚临睡前取上药，水洗后徐徐嚼服。凡老年经常性夜间口干均可应用。

【荐方人】辽宁 罗振亚

喝枸杞子茶可助减肥 >>>>

配方及用法 枸杞子 30 克（每日量）。上药当茶冲服，早、晚各 1 次，用药期无禁忌。

【出处】《单味中药治病大全》

山楂泡茶饮可助减肥 >>>>

方法 山楂片每次泡 20 多片。冷天泡 1 次喝 2 天，热天泡 1 次用 1 天，最后把山楂吃了。不能间断，每天不定量，想喝就喝，最好有意识多喝点。

【荐方人】河南 曲海岳

荷叶茶可助减肥 >>>>

配方及用法 荷叶 15 克（如有新鲜荷叶则用 30 克）。将荷叶加入新鲜清水内，煮开即可。每日将荷叶水代茶饮服，连服 60 天为 1 疗程，一般每 1 疗程可减轻体重 1 ~ 2.5 千克，按剂量长期服用疗效更佳。

【荐方人】山东 吴家群

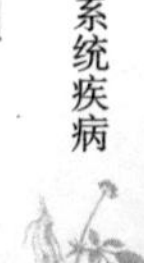

口服苦硫糖可助减肥>>>>

配方及用法 硫酸镁5克，红糖20克为1份，包100包，放在避阴干燥的地方备用。每日晨起服1包苦硫糖，连服100天，体重可下降3千克。

功效 硫酸镁有强烈的苦、涩味，有分解脂肪的能力，可减少脂肪的吸收，排出过多的水分。

吃生萝卜可助减肥>>>>

方法 坚持每天生吃半个心里美萝卜，不用节食，正常饮食，体重就可逐渐恢复正常。

心里美萝卜

【荐方人】杨永泉

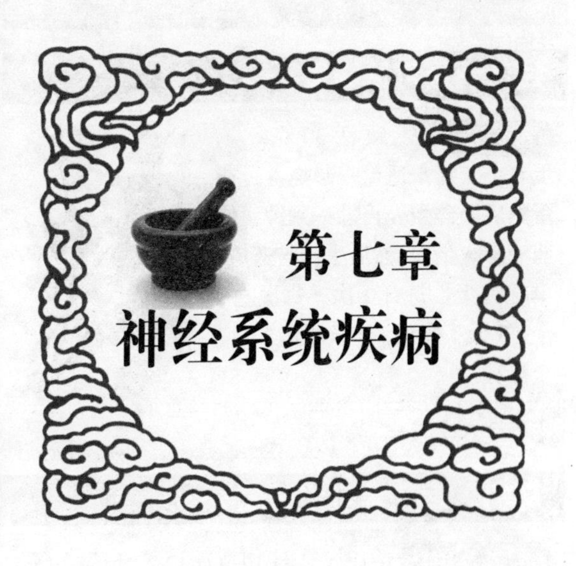

第七章

神经系统疾病

第一节 眩晕症（美尼尔综合征）

独活鸡蛋可治眩晕 >>>>

配方及用法 独活30克，鸡蛋6个，加水适量一起烧煮，待蛋熟后敲碎蛋壳再煮一刻钟，使药液渗入蛋内，然后去汤与药渣，单吃鸡蛋。每日1次，每次吃2个，3天1疗程，连续服用2～3个疗程。

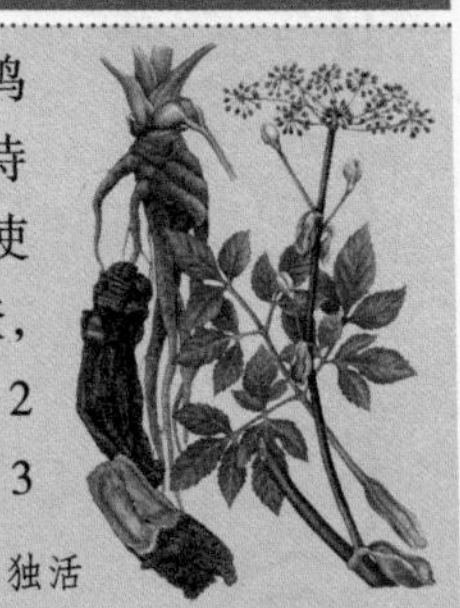
独活

【荐方人】辽宁 吴顺希

乌梅、菊花等可治眩晕 >>>>

配方及用法 乌梅、菊花、山楂各15克，白糖50克。上药煎约30分钟，取汁200毫升，然后将白糖放入煎好的药液中，每日服2次。

【荐方人】河南 詹瑞林

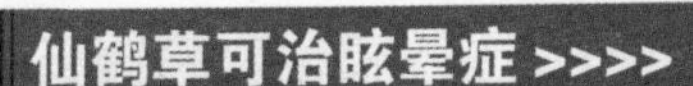

仙鹤草可治眩晕症 >>>>

配方及用法 仙鹤草100克，水煎，每日1剂，分2次服。

【荐方人】江西 叶礼忠

荆芥、半夏等可治眩晕症 >>>>

配方及用法 荆芥10克，半夏15克，大黄10克，钩藤20克。前2味用清水约400毫升，文火先煎15分钟后入大黄、钩藤，再煎10多分钟去滓温服。

【荐方人】广东 梁如庆

党参、法半夏等可治眩晕症 >>>>

配方及用法 党参、法半夏各9克，当归、熟地、白芍、白术各30克，川芎、山萸肉各15克，陈皮3克，天麻9克。水煎服，每日1剂。

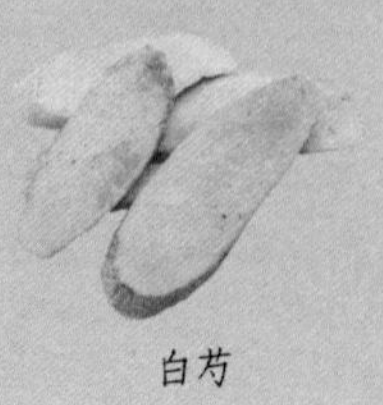

白芍

【荐方人】何女士

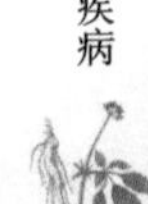

天麻、熟地等可治眩晕>>>>

配方及用法 天麻、熟地、党参、黄芪各25克，1只童子母鸡（已成熟，未下过蛋的），一起煮熟（注意不放任何调料），分早、晚2次空腹服完，最好是发病时用。

【荐方人】范欣

五味子、酸枣仁等治眩晕症>>>>

配方及用法 五味子10克，酸枣仁10克，淮山药10克，当归6克，龙眼肉15克，水煎服。每日1剂，早、晚2次服用。

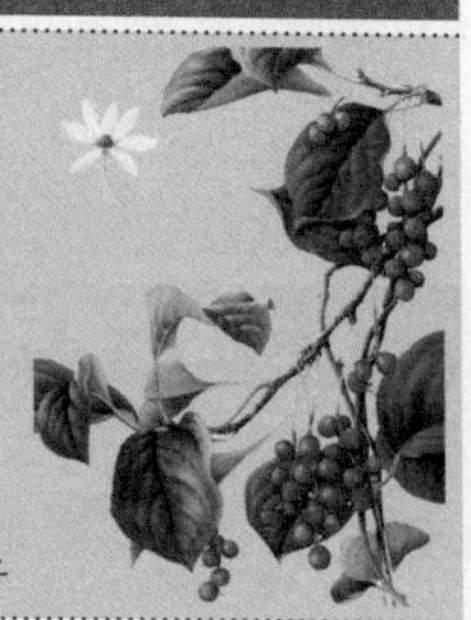

五味子

【出处】《实用民间土单验秘方一千首》

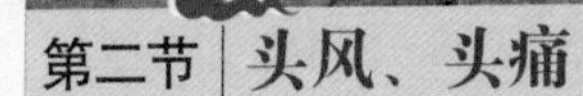

第二节 头风、头痛

刺蚁、僵蚕治神经性头痛 >>>>

配方及用法 取黑多刺蚁、僵蚕、紫河车适量。以黑多刺蚁82%，僵蚕10%，紫河车8%比例配制。上药共为末装胶囊，每粒重0.3克，每日服3次，每次4粒，饭后开水送服，20日为1疗程。

【荐方人】福建 林映青

柴胡、僵蚕可治头风 >>>>

配方及用法 柴胡、僵蚕各10克，天麻、川芎、黄芩、钩藤各15克，珍珠母、生石膏（先下）各20克。上药煎20～30分钟，取汁约150毫升，两煎分2次服，每日1剂。火盛者加龙胆草15克，偏头痛者加蔓荆子15克，目痛者加菊花15克，牙痛者加细辛5克，颠顶痛者加藁本15克。

【荐方人】吉林 孔令举

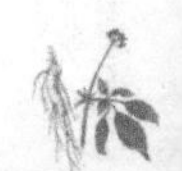

洋铁叶子可治偏头痛 >>>>

配方及用法 最好是在5月末或6月初，将洋铁叶子根挖出，洗净，切碎，捣成蒜泥状敷在疼处，用纱布包好，将汁液浸在头皮上（切勿使汁液淌入眼睛），连续敷3天，每天1次。敷后出现不同程度的红肿、水疱并伴有瘙痒，几天后会自行消失。

【荐方人】黑龙江 任秀珍

当归、生地等可治顽固性头痛 >>>>

配方及用法 当归9克，生地9克，桃仁12克，柴胡5克，赤芍9克，甘草6克，红花9克，枳壳6克，川芎10克，牛膝9克，桔梗5克。上药煎25～30分钟取汁，约300毫升，每日服2次。头痛者加全蝎3克，蜈蚣1条；失眠者加枣仁10克，龙骨24克，牡蛎24克；月经淋漓不尽者加益母草10克，茜草10克；长期低热者加银柴胡15克，地骨皮12克，胡黄连12克。

红花

【荐方人】福建 游遵琳

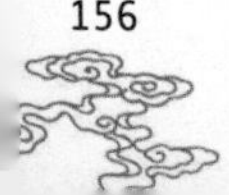

白附子、全蝎等可治头痛 >>>>

配方及用法 白附子、全蝎各6克，当归、柴胡各12克，僵蚕、川芎、白芷各10克，蜈蚣1条。水煎服，每日1剂。

功效 搜逐血络，祛风止痉，通络止痛。

鲤鱼头治头痛 >>>>

配方及用法 黑鲤鱼头、红糖适量。取活黑鲤鱼切下头，待水沸后放入煎煮至极烂，加入红糖。头痛发作时尽量服用。

功效 通经络，散风寒。用治头风。

白芷冰片治头痛 >>>>

配方及用法 白芷30克，冰片0.6克。共研细末，贮瓶备用。鼻闻一次（约2分钟）。不应，再闻一次，必效。

【出处】《中药通报》（1959年）、《中药鼻脐疗法》

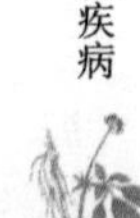

第三节 三叉神经痛、坐骨神经痛

地龙、全蝎等可治三叉神经痛 >>>>

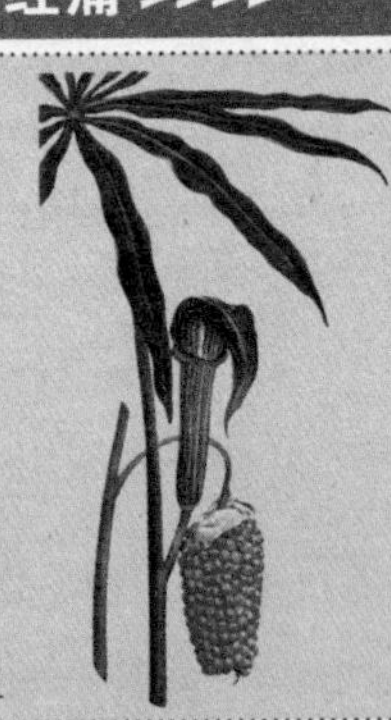

配方及用法 地龙5条，全蝎20个，路路通10克，生南星、生半夏、白附子各50克，细辛5克。上药共研细末，加药末量一半的面粉，用酒调成饼，摊贴太阳穴，用纱布包扎固定，每天1次。

生南星

【荐方人】河北 赵士良

寻骨风泡酒可治三叉神经痛 >>>>

配方及用法 寻骨风500克，浸于50度2500毫升高粱白酒中，密封，1周后即可服用。每日早、晚各服20毫升，外用药棉蘸酒敷于下关穴，干则易之。

【荐方人】吉林 孔令举

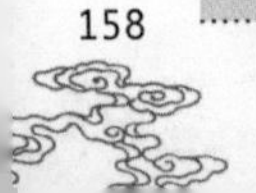

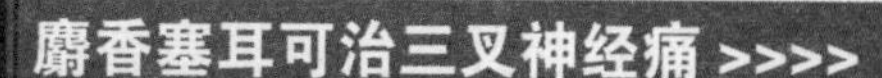

麝香塞耳可治三叉神经痛 >>>>

配方及用法 麝香少许，用绵纸包裹，塞入耳孔内（哪边痛，塞哪边）。

【荐方人】山西 杨建政

乳香、没药可治坐骨神经痛 >>>>

配方及用法 制乳香12克，制没药12克，当归20克，川芎15克，丹参30克，玄胡15克，杜仲15克，续断15克，鸡血藤30克，独活12克，威灵仙15克，川牛膝15克，地龙15克，甘草10克。每日1剂，水煎两遍混匀，早、晚分服。

【荐方人】山东 梁兆松

川牛膝、五加皮等治坐骨神经痛 >>>>

配方及用法 川牛膝、五加皮、当归各25克，食盐250克，用火炒热，装入准备好的布袋内，外敷患处，每日3～5次，不必换药，冷却再炒。

【荐方人】河南 吴宗祯

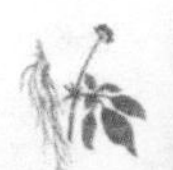

桂枝酒治坐骨神经痛 >>>>

配方及用法 桂枝、当归、防风、白芷、苍术、牛膝、赤芍、苍耳子、穿山甲各12克，杜仲、川乌、草乌、木香、广三七各6克，骨碎补、金毛狗脊、黄精、黄芪各15克，自然铜30克。上药浸酒服，男用白酒，女用黄酒，每天服15 ~ 20毫升，分3次服，20天为1疗程。

【出处】《陕西中医》（1991年第2期）、《单方偏方精选》

用三乌一草酒治坐骨神经痛 >>>>

配方及用法 制川乌、乌梢蛇、乌梅、紫草各12克，用白酒750毫升泡7天后，每天早晚各服15克。

【出处】《山东中医杂志》（1989年第4期）、《单方偏方精选》

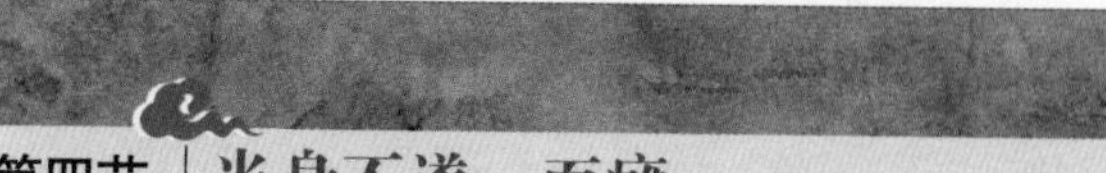

第四节 半身不遂、面瘫

当归、钩丁等可治半身不遂 >>>>

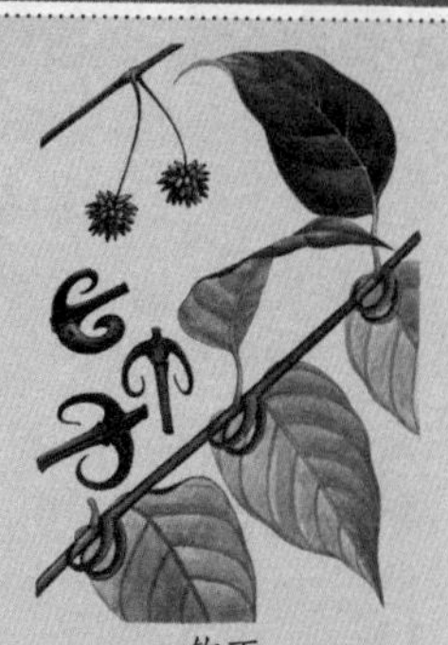
钩丁

配方及用法 当归9克，钩丁12克，川乌9克，芹子9克，地风6克，杜仲9克，桂枝4.5克，草乌6克，独活9克，年见6克，虎骨6克，木瓜9克，牛夕9克，天茄子9克，明天麻1.5克，桑寄生9克。上药加水三碗半，煎至大半碗服。每日3次，3日为1疗程。每疗程服完后停药1日，5～6个疗程即愈。

【荐方人】山东 王军峰

黄芪、当归可治疗短期瘫痪 >>>>

配方及用法 黄芪15克，当归12克，赤芍12克，芹子12克，桃仁6克，全虫12克，蜈蚣10克，

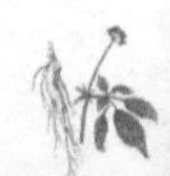

续断 12 克，防风 12 克，荆芥 10 克，牛膝 12 克。上药用水煎服，每日 1 剂，7 剂为 1 疗程。每个疗程间隔 3 天，4 个疗程治愈。

备注 各味药缺一不可，勿用相近药代替，否则无效。

透骨草、桑枝等可治面瘫 >>>>

配方及用法 透骨草、桑枝、小茴香、红花、樟木皮、苍子各 9 克，以上 6 味草药，多添些水煎沸，趁热气熏洗麻痹的一面，最好头蒙上毛巾拢住热气，让药沸之热气熏蒸麻痹的面部，待药汁能下手时趁热洗面瘫部，每次熏洗 15 ~ 20 分钟。每隔 4 ~ 5 小时洗 1 次，每剂药（每日）洗用 3 次，最多不能超过 5 次。

【荐方人】尹凤林

半夏、全瓜蒌等可治面瘫 >>>>

配方及用法 半夏、全瓜蒌、川贝母、白蔹、白及、川乌各 10 克，白附子 9 克、白芥子 12 克。上药共研成细末，加陈米醋湿炒热，装入用 2 层纱布做的袋内即可。取上药袋敷于面部健侧（左歪敷右侧、右歪敷左侧），绷带包扎固定。待药凉后，再炒再敷。

第五节 神经炎、脑萎缩

用茜草根泡酒饮治末梢神经炎 >>>>

配方及用法 茜草根60克，白酒1000毫升。将茜草根洗净，泡入酒中，密封浸泡1周，过滤去渣，每次30～50毫升，每日2次，早、晚分服，2周为1疗程。

【荐方人】山东 于兆芬

天麻、升麻等可治面神经炎 >>>>

配方及用法 天麻、升麻各15克，当归28克，北细辛5克。上药共研细末，每天服3次，每次3克，分7天服完，为1个疗程。

【荐方人】山东 王军峰

柴胡、黄芩等可治前庭神经元炎 >>>>

配方及用法 柴胡、黄芩、半夏、菊花、党参各

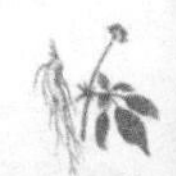

10克，板蓝根20克，甘草3克，生姜6克，大枣15克。上药水煎，每日1剂，分3次温服。项强加葛根15克；头痛加白芷15克，桑叶10克；腹胀加山楂20克。

【荐方人】山东 衣玉德

紫河车、龙眼肉等治疗脑萎缩 >>>>

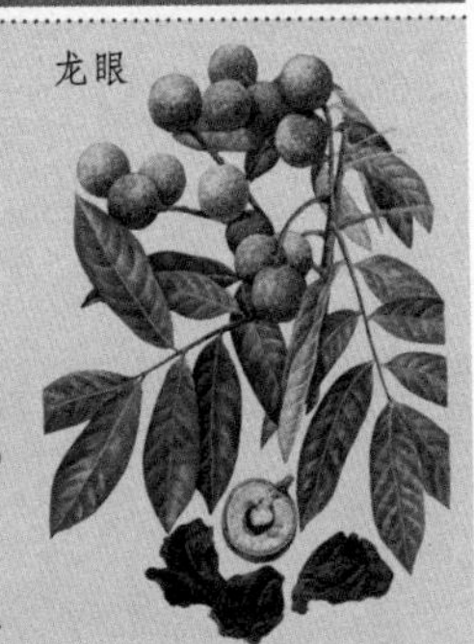

配方及用法 紫河车、龙眼肉、桑葚、赤白芍、太子参、茯苓、石菖蒲、丹参各10克，当归、生蒲黄各15克，远志、郁金各12克，熟地20克，炙甘草6克。上药煎20～30分钟取汁，约200毫升，日服2次，分早、晚服。兼见痰热者加竹茹10克，清半夏9克，胆南星15克；兼失眠者加酸枣仁30克，生龙齿15克；兼肢体活动障碍者加全蝎6克，瓜蒌10克；头痛重者加细辛3克，僵蚕6克。服药最少者24剂，最多者57剂。

【荐方人】陕西 李滋栋

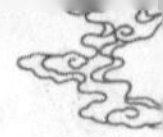

第六节 | 阿尔茨海默病、精神分裂症、癔症

白芍、川芎等可治疗老年痴呆 >>>>

配方及用法 炒白芍40克，川芎34克，泽泻34克，茯苓22克，白术22克，当归20克。将上药烘干磨成粉，混匀，每日早、晚各服1次，每次10克，温开水送下。

功效 此方对单纯型痴呆疗效较好，这类病人表现为头昏、嗜睡、口齿不清、发音含糊、语言杂乱、记忆减退、行为幼稚等。

用大黄治疗精神分裂症 >>>>

配方及用法 生大黄30克。将生大黄研为细末后，用开水冲之，待冷频服。本方为1剂，每日1剂，连服10剂为1个疗程。用此方症状稳定后，可用制半夏、石菖蒲、橘红、枳实各10克，茯苓15克，胆南星、炙甘草各6克，水煎服，每日1剂。

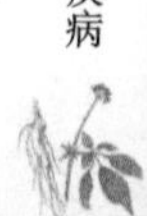

【出处】《中医验方大全》

用桃仁、香附等治精神分裂症>>>>

配方及用法 桃仁、香附（制）、青皮各9克，柴胡、半夏（制）、陈皮各12克，木通6克，大腹皮（洗）、赤芍、桑白皮、苏子（炒）、甘草各9克。每日1剂，水煎分3次服。小儿酌情减少剂量，增加服药次数。

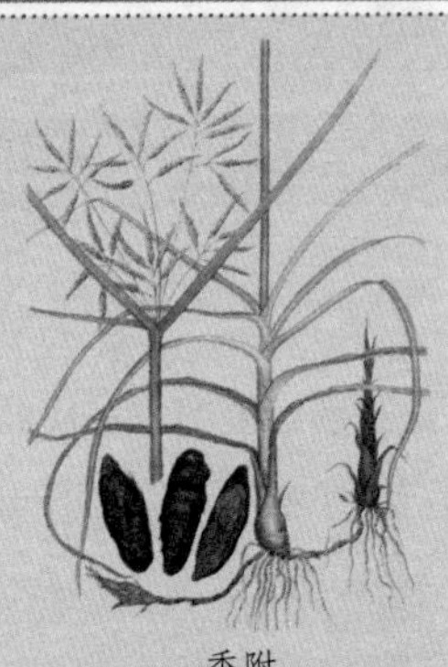
香附

【荐方人】安徽 鲍敏

用西党参、黄芪等治精神分裂症>>>>

配方及用法 西党参15克，黄芪12克，茯苓10克，法半夏6克，枳壳4.5克，陈皮4.5克，当归6克，枣仁15克，柏子仁10克，全蝎3克，肉桂2克，珍珠母30克，猪苦胆1个（内装川芎末1.5克，管口扎实，防胆汁外溢）。水煎服，每日1剂。

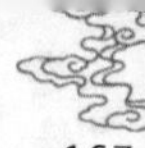

第七节 癫痫（羊角风）

黄芪、防风可治癫痫 >>>>

配方及用法 黄芪10克，防风10克，赤芍10克，水煎服，每日1剂，日服3次。

【荐方人】河南 史涵璋

当归、川芎等可治癫痫 >>>>

配方及用法 当归10克，川芎10克，白芍10克，怀牛膝10克，白术10克，砂仁6克，肉豆蔻5克，黑姜10克，黄芪10克，肉桂6克，吴茱萸10克，桂圆肉10克，大枣10克，桔梗10克，党参30克，故芷9克，生姜3片。与“小黑狗”共煎服。（注：故芷的别名为补骨脂、破故芷、黑故子。“小黑狗”系地方性土药名。）

【荐方人】福建 苏菊花

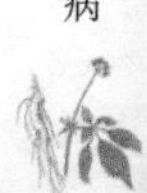

郁金、白矾等可治癫痫 >>>>

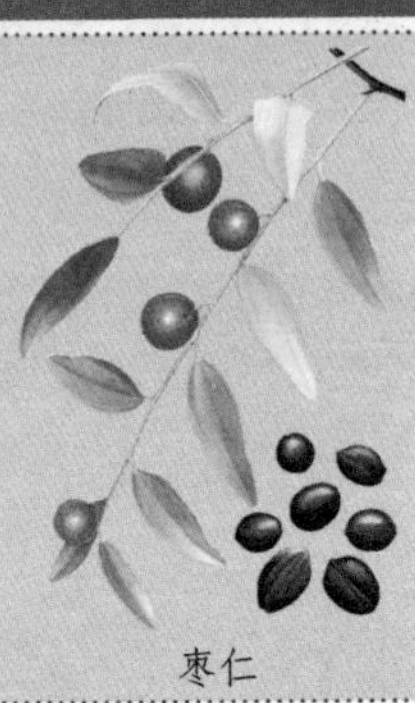

配方及用法 郁金、白矾、炒枣仁各15克，炒远志、朱砂、胆南星各10克，龙涎香、酒曲、全虫、活血龙各30克，蜈蚣10条。上药共研为细末调匀，炼蜜为丸，每丸重6克，饭前服1丸，1日2次。温开水送下。服至百丸可痊愈。

【荐方人】河南 吴振兴

茵陈可治癫痫 >>>>

配方及用法 正月茵陈（白蒿）采一小篮，用500克红糖拌蒸吃，一次治愈。

【荐方人】山东 王冲

陈石灰丸治癫痫病 >>>>

配方及用法 陈石灰600克，朱砂、硼砂各100克。上药共研细末和匀，炼蜜为丸，每丸6克。早、晚各服2丸，浓姜汤送服。服药期间禁食犬肉，生冷、刺激食物，须忌房事，戒烟酒。

【出处】《浙江中医杂志》（1981年第11期）、《单方偏方精选》

戴胜鸟、枯矾治癫痫 >>>>

配方及用法 戴胜鸟（又名屏姑姑）1只，枯矾10克，生姜30克。将戴胜鸟文火烤脆研细，加入枯矾粉拌匀，每次服1匙（约2克），每日3次，用生姜汁服，服1只为1个疗程。停1周再服。

【荐方人】云南 杨乔榕

牵牛子散治癫痫 >>>>

配方及用法 牵牛子250克，石菖蒲250克，枯矾120克，龙骨、地龙适量。以上药物加工成粉末备用，或把药装入空心胶丸备用。每日3次，1次3克，开水吞服。

【荐方人】湖南 张继德

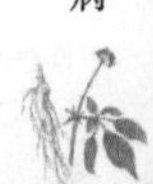

第八节 失眠、健忘、嗜睡症

酸枣仁粥治疗心悸失眠 >>>>

配方及用法 酸枣仁5克，粳米100克。酸枣仁炒黄研末，备用。将粳米洗净，加水煮作粥，临熟，下酸枣仁末，再煮。空腹食之。

功效 宁心安神。用治心悸、失眠、多梦。

当归、白芍等可治失眠 >>>>

配方及用法 当归15克，白芍18克，柴胡20克，白术12克，薄荷10克，郁金30克，菖蒲30克，香附30克，合欢花30克，酸枣仁30克（炒）。上药水煎25～30分钟，取汁250毫升，每日1次，睡前服。

【荐方人】河北 贾春生

酸枣根皮治失眠 >>>>

配方及用法 酸枣根皮焙干研细末18克，丹参焙干研细末3克。二药调均匀，分成等份10小包。每晚睡前15分钟，用温开水送服一小包。10天为1疗程，1～3个疗程皆有特效。若配合热水浸足20分钟或按揉点压神门、足三里、三阴交等穴位，效果更佳。

【荐方人】河南 王在英

蛋黄淫羊藿汤可治健忘症 >>>>

配方及用法 淫羊藿40克，加水300毫升，煮到100毫升后，与煮好的蛋黄调和，即成蛋黄淫羊藿汤。每次服100毫升，每日服3次，连服半个月。

【出处】《偏方治大病》

白术、茯苓可治疗嗜睡症 >>>>

配方及用法 白术12克，茯苓12克，陈皮6克，半夏9克，石菖蒲9克，甘草6克。每日1剂，水煎服。

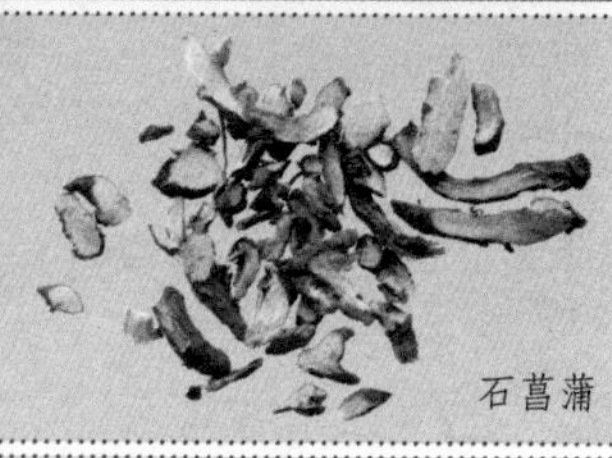

石菖蒲

【荐方人】辽宁 夏冒辉

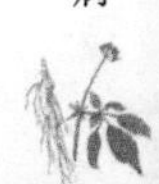

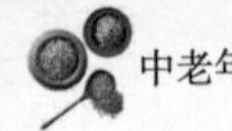

甘蓝子粉可治顽固性嗜睡 >>>>

配方及用法 甘蓝子 30 ~ 50 克。上药放砂锅中炒香，然后研为细末，装瓶备用。早上和中午吃饭时随饭菜各服 1 汤匙（2 ~ 3 克），午后及夜间忌服。本方治疗嗜睡症，一般连用 7 ~ 10 天即可见效。见效后需继续服用 2 周左右，以巩固疗效。

【出处】《浙江中医杂志》1986 年第 10 期

陈皮、半夏等可治脑炎后嗜睡症 >>>>

配方及用法 陈皮、半夏、茯苓、郁金、石菖蒲各 15 克，甘草 10 克。每天 1 剂，水煎至 200 毫升，早、晚分服。

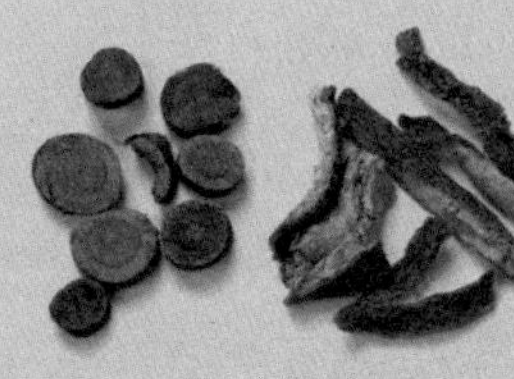

甘草　　陈皮

【出处】《单方偏方精选》

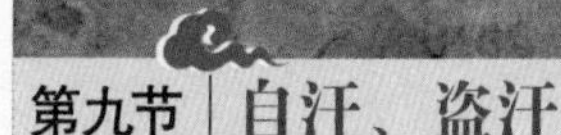

第九节 自汗、盗汗

五倍子、牡蛎治自汗、盗汗 >>>>

配方及用法 五倍子15克，牡蛎9克，辰砂1.5克。共研细末，贮瓶备用。用时取本散适量，于临睡前用食醋调和敷脐中，外以消毒纱布覆盖，胶布固定，第二天早晨起床时除去，每晚1次。

【出处】《中药鼻脐疗法》

人参、黄芪等可治自汗 >>>>

配方及用法 人参、黄芪、白术、茯苓、当归、炒枣仁、白芍、熟地、生牡蛎、乌梅各10克，浮小麦12克，大枣3枚，水煎服。

【荐方人】陕西 吴志杰

柴桂芍汤治半身汗出症 >>>>

配方及用法 柴胡6克，黄芩12克，半夏10克，

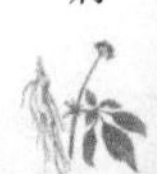

桂枝3克，白芍12克，红糖30克，大枣5个。每日服1剂，每剂煎2次分服。

【出处】《偏方治大病》

龙牡汤治头汗症>>>>

配方及用法 龙骨30克，牡蛎30克，黄芪15克，白术15克，防风10克，浮小麦20克。上药水煎，每日2次分服。

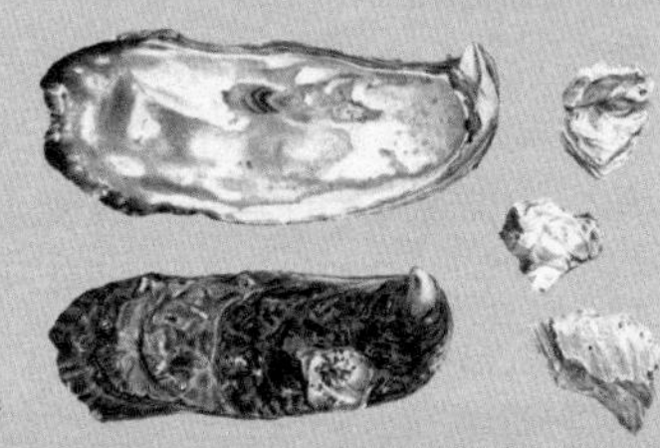
牡蛎

【出处】《偏方治大病》

养心汤可治手汗淋漓>>>>

配方及用法 柏子仁30克，炒枣仁30克，荔枝仁15克，首乌30克，黄芪60克，茯苓30克，龙牡30克。每日1剂，水煎2次分服。

【出处】《偏方治大病》

第十节 各种疼痛症（不包括癌痛）

血竭、细辛等治各种痛症 >>>>

配方及用法 血竭、细辛、川芎、川乌、草乌、肉桂、当归、红花、乳香各10克，樟脑、薄荷各5克。将上药碾粉浸入60%酒精500毫升中，1周后去渣取酒精液，装入500毫升输液瓶中备用。患者取卧位或坐位，暴露患病部位，以痛点为中心，用此涂剂由里向外涂擦，超出所用的火罐周围1厘米，再以相应大小的火罐，用闪火法拔罐，置留20分钟取下。如果1次未愈，以后每日拔罐1次，3次为1个疗程，休息2日再进行第2疗程。

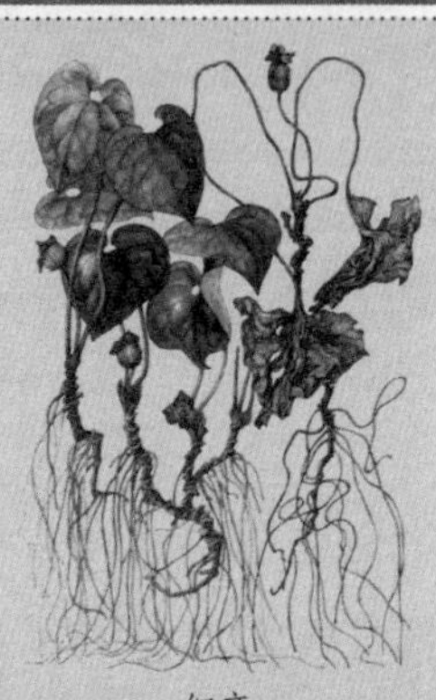
细辛

【出处】《亲献中药外治偏方秘方》

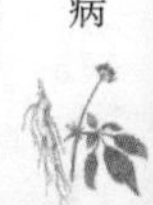

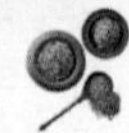

用陆英冲剂治疗各种手术后疼痛 >>>>

配方及用法 陆英适量，制成冲剂备用。当手术后病人出现难以忍受的疼痛时，给服1包，每包25克。必要时可服第二包。每次服药间隔时间不应少于6小时。

【荐方人】江苏 郭德才

养肝汤治夜间肝痛 >>>>

配方及用法 白芍30克，甘草6克，生地15克，木瓜20克，旱莲草12克，丹参15克，元参20克，首乌20克。水煎服，每日1剂，连服20剂。

【出处】《偏方治大病》

金铃子、乳香等治疗各类肝区疼痛 >>>>

配方及用法 金铃子15克，乳香12克，没药12克，三棱9克，莪术9克，甘草3克。上药加水300毫升，文火煎取150毫升，温服。

【荐方人】福建 黄登金

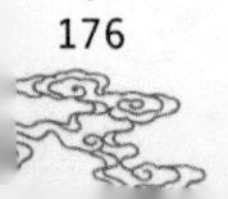

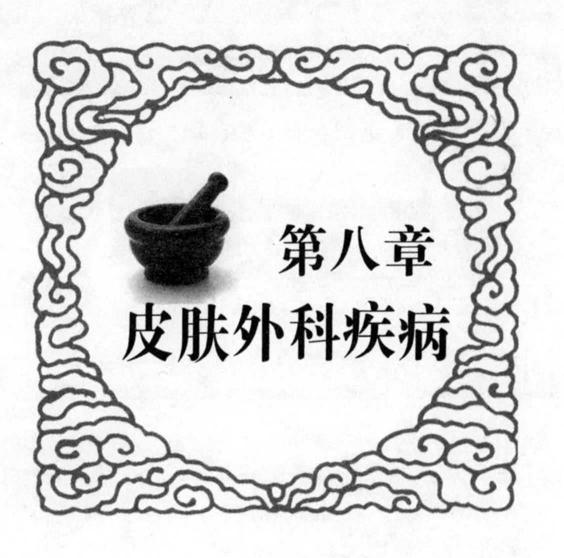

第八章 皮肤外科疾病

第一节 皮肤瘙痒、瘢痕痒痛

用金银花藤治皮肤瘙痒 >>>>

配方及用法 金银花藤或根，加少许食盐水煎，待凉后洗患处（全身痒可用其洗澡），每日3次，见效很快。我和老伴用本方治皮肤瘙痒，2天见效。之后，农村不少人向我求此方。

【荐方人】安徽 陶莜亚

用密陀僧可治顽固性皮肤瘙痒 >>>>

配方及用法 用密陀僧（又名丹底）放炉火中烧红后，立即投入醋中，待冷后，将药捞起，再行烧红，如法淬制，这样反复7次，然后把它研成细末备用。取末适量略加白茶油调匀，涂患处。

密陀僧

【荐方人】福建 王春惠

用鲜艾汤治掌痒 >>>>

配方及用法 鲜艾全草约200克切段，煎20分钟取汁200毫升，将手放入热汤（以能忍受且不烫伤皮肤为度）中浸泡至冷，每天2次。原汤可再利用，次日另做。采用本法一般4次可愈。方法简便，无副作用，不花钱，疗程短，见效快。

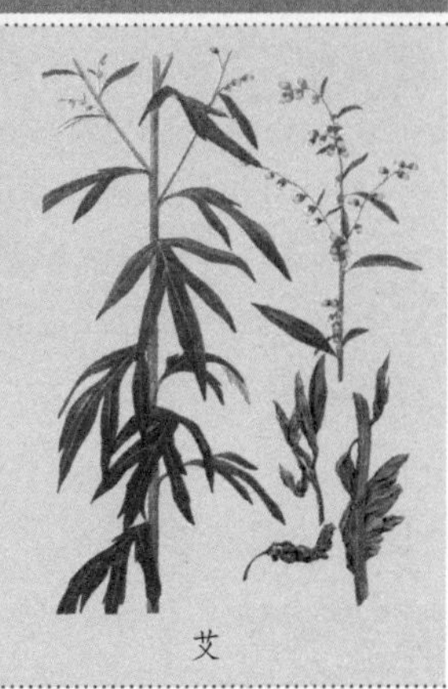
艾

【荐方人】广东 陈超群

荆芥、银花等可治皮肤瘙痒 >>>>

配方及用法 荆芥、银花、丹皮、桑叶、连翘、苦参、黄柏、地肤子各10克，白蒺藜、白鲜皮各9克，蝉蜕3克，共放入砂罐内，加清水连煎2次。然后将2次药汁混合，按早、中、晚分3次服完。连服9剂药为1个疗程。

【荐方人】广西 梁登仁

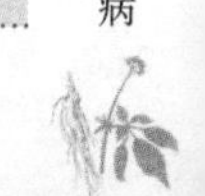

以苍耳子洗患处可治皮肤瘙痒 >>>>

配方及用法 取苍耳子（胡苍子）250克，放入水中熬煮，烧三四滚后，将水倒入盆中（除去苍耳子），趁热洗患处，连洗4～5次，对治疗皮肤瘙痒症有特效。

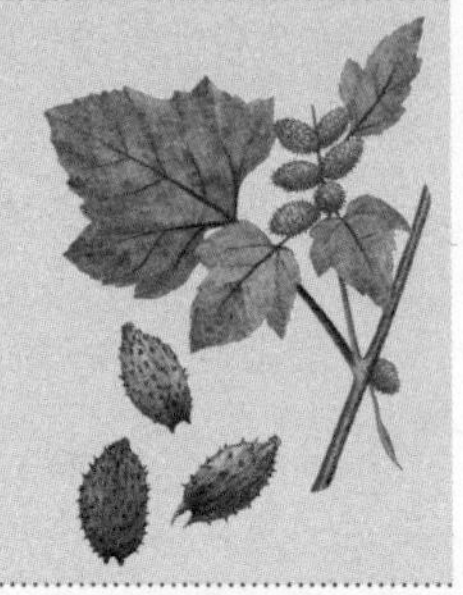
苍耳

【荐方人】常祖光

用姜汁涂搽治瘢痕奇痒 >>>>

方法 取鲜姜250克捣碎，用布包拧取全汁盛杯内，再用10%盐水1000毫升洗净患处，擦干，然后用棉棒蘸姜汁反复涂搽，到姜汁用完为止，每周1次。

【出处】《四川中医》（1987年第5期）、《中医单药奇效真传》

第二节 湿疹、荨麻疹、带状疱疹

用蛇床子、苦参等可治湿疹>>>>

配方及用法 蛇床子15克，苦参10克，地肤子10克。将上药加水适量，煎煮20分钟左右，撇药汁，候温洗患处。

【出处】《小偏方妙用》

生军、黄连等可治湿疹>>>>

配方及用法 生军、黄连、生地榆、儿茶各10克，冰片6克，硫黄15克。上药混合研极细末，用120目筛过下，密封备用。用时加上等蜂蜜调拌成稀糊状，用干净毛笔涂抹于患面，或用香油、凡士林调拌涂抹也可，药物涂抹后用纱布覆盖。换药时用液体清洗疮面，用镊子把自脱干痂清除后重新涂药即可。

【荐方人】新疆 杨文辉

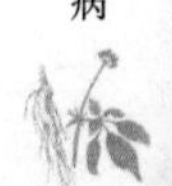

用地肤子煎服治荨麻疹>>>>

配方及用法 地肤子30克，加水500毫升，煎至250毫升，加红糖50克热服，盖被发汗，每天早、晚各1次。

【出处】《当代中医师灵验奇方真传》

艾叶酒治疗荨麻疹>>>>

配方及用法 白酒100克，生艾叶10克。上药共煎至50克左右，顿服。每天1次，连服3天。

【荐方人】湖北 薛振华

芝麻根治荨麻疹>>>>

配方及用法 芝麻根1把。洗净后加水煎。趁热烫洗。

功效 清热，散风，止痒。用治荨麻疹。

用蜂胶制剂治带状疱疹>>>>

配方及用法 蜂胶15克，95%酒精100毫升。将蜂胶加入95%酒精内，浸泡7天，不时振摇，

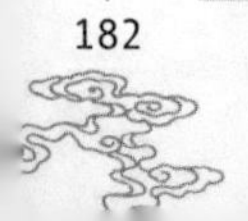

用定性滤纸过滤后即得蜂胶酊。使用时用棉签蘸蜂胶酊涂患处，每日 1 次。涂药期间注意保持局部皮肤干燥。

功效 解毒，燥湿，止痛。主治带状疱疹。

外用蜈蚣粉治带状疱疹 >>>>

配方及用法 蜈蚣适量。将蜈蚣置于瓦片上，以文火焙干，研为细粉，加少许香油调成糊状，备用。用时涂搽患处，一般每日 3 ~ 5 次。

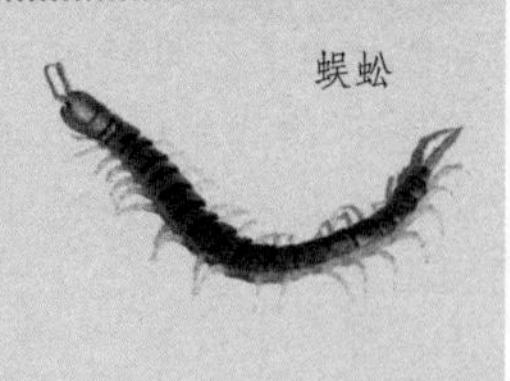
蜈蚣

功效 解毒，镇痛。

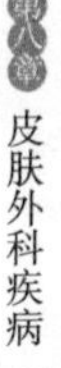

第三节 白癜风、牛皮癣、花斑癣

用三黄散治白癜风 >>>>

配方及用法 蛇雄黄8克，硫黄8克，石硫黄3克，密陀僧6克，补骨脂10克，麝香1克，轻粉2克，蛇床子10克，上药用纯枣花蜂蜜调匀外搽，每日早、中、晚各1次。对汞过敏者禁用，此药慎勿入口。

【荐方人】河南 卢明

用白芷、白附子治白癜风 >>>>

配方及用法 白芷、白附子各16克，密陀僧10克，雄黄3.5克。上药研细后筛去粗末，用切为平面的黄瓜尾（趁液汁未干）蘸药末用力擦患处，每天擦2次。

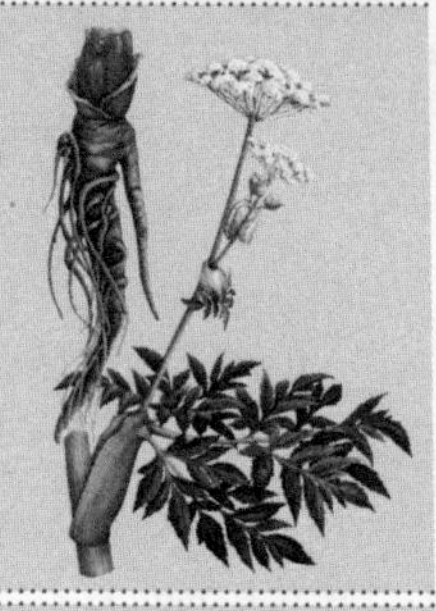

白芷

【荐方人】江苏 李志如

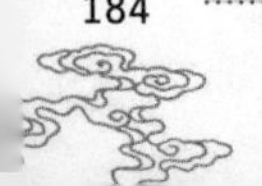

用黄瓜蒂、芝麻花治白癜风 >>>>

配方及用法 黄瓜蒂7个，芝麻花一把，盐卤150毫升。将前2味研成细面，放入盐卤内调成糊状，抹患处，每日2～3次。

【出处】《实用民间土单验秘方一千首》

用猪肝、沙苑蒺藜治白癜风 >>>>

配方及用法 猪肝一具（煮熟），炒沙苑蒺藜62克研面。熟猪肝切小片蘸药面吃，1日服完。轻者1～2料，重者2～4料，屡治屡验。

【荐方人】河北 岑效儒

将青山核桃捣碎治牛皮癣 >>>>

配方及用法 采集新鲜青山核桃，将其捣碎，用核桃汁和残渣，根据牛皮癣面积大小敷于患处，然后用纱布缠包好。待1小时左右，患处会起疱、出水，此时勿担心，大约10天脱皮，可治愈。

【荐方人】黑龙江 王振德

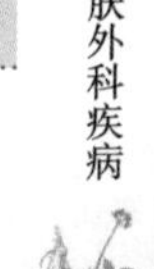

用全蝎治牛皮癣 >>>>

配方及用法 全蝎7个，用31～62克香油煎(炸)熟，于饭前或饭后食用，接着喝黄酒，量以身体能承受为度，然后卧床休息发汗。每隔7天吃1剂。服4～5剂周身患处脱掉一层皮时，即停止服药。

【荐方人】辛宝贵

用柚皮硫黄治花斑癣 >>>>

配方及用法 将普通食用的柚皮(或尚未成熟的小柚)切开，取其切开面沾硫黄涂擦患部。轻者只擦1次可愈，重者于3～4天后再擦第二次可愈。

【荐方人】福建 许进光

硫黄、土槿皮等可治花斑癣 >>>>

配方及用法 硫黄6克，土槿皮10克，密陀僧3克，土大黄25克。上药共为细末用黄瓜蒂或紫茄蒂沾药末涂搽患处，1日2次，直至治愈。

【荐方人】黑龙江 程震

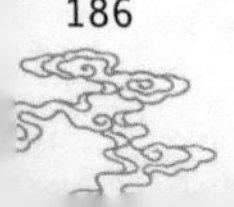

第四节 各部位癣症

用紫皮独头蒜汁治头皮白癣 >>>>

配方及用法 紫皮独头大蒜若干。洗净大蒜并去皮，捣烂成浆，压榨取汁。患者剃去头发后，用温水肥皂洗头，揩干，从癣区的四周向内涂搽大蒜汁，每天早晚各1次，15天为1疗程。

【出处】《单方偏方精选》

用巴豆油涂治头皮黄癣 >>>>

配方及用法 巴豆1枚。将巴豆去壳，倒菜油适量于碗底，用手紧捏巴豆在碗底碾磨尽备用。用前将头发全部剃光，用棉签涂上药油涂于患处，再用油纸覆盖并固定，7天后揭去油纸，待痂壳自行脱落。涂药后的3天内，患处可出现轻度肿痛，数天后可自行消失，无须处理。本药不宜重复使用及涂抹太多。

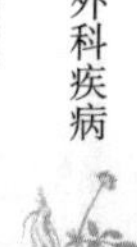

功效 此方治疗头皮黄癣效果颇佳，一般涂1次即可痊愈。

榆树汁浆治面癣>>>>

配方及用法 剥去榆树皮或截断树枝，用冒出的树浆擦患处，一两次可愈。

功效 本品含p-谷甾醇、植物甾醇、豆甾醇等多种甾醇类及鞣质、树胶、脂肪油，能治丹毒、疥癣。

用鲜松针熏法可治手癣>>>>

配方及用法 用鲜松针（松毛）2000克，先取500克放在炉火上烧着，待烟起，把患掌置于烟上，约距离火10厘米处熏（遇热难忍可提高些）。松针烧透后再陆续增加鲜松针熏疗。每日早晚各熏1次，每次约2小时，连续熏1周。

备注 患掌熏后，在2小时内不宜洗手，以后洗手需用温热水。

【荐方人】福建 翁充辉

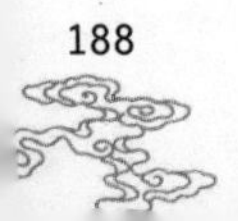

酒精浸泡黄精可治手足癣 >>>>

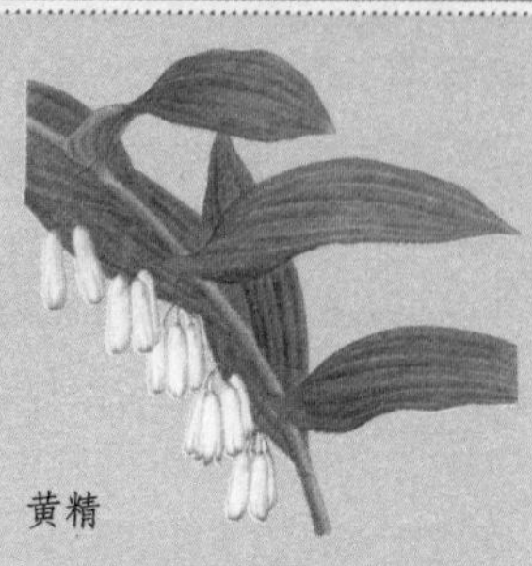
黄精

配方及用法 黄精100克，75%酒精250毫升。将黄精切薄片置于容器内，加入酒精，密封浸泡15天。用4层纱布过滤，挤尽药汁后再加普通米醋150毫升和匀即可。将患处用水洗净擦干，用棉签蘸药液涂擦患处，每天3次。

【出处】《山东中医杂志》（1986年第5期）、《单方偏方精选》

苦参干姜治脚癣 >>>>

配方及用法 苦参20克，干姜4～6片。用水煎熬30分钟后，将煎好的药汁去渣倒入盆内，并加适量的开水，以覆盖脚背为宜。每晚浸泡双脚15分钟左右，一般4～7天可愈，不易复发。

【荐方人】河南 蔡中海

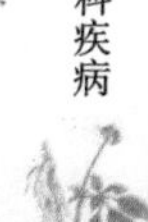

第五节 灰指甲、甲沟炎、指头炎

艾灸治疗灰指甲 >>>>

配方及用法 先用刀片刮除病甲表层，然后点燃艾条在病甲上熏灸，调节艾火与病甲的距离，使温度适宜，以患者能耐受为度，要防止烫伤周围皮肤。每次灸 15 ~ 20 分钟，每天灸 3 ~ 4 次。一般连续灸 15 ~ 20 天。灸后病甲无须包裹，可照常进行日常活动。

【荐方人】安徽 马仁智、孟云凤

用烟叶治甲沟炎 >>>>

配方及用法 取鲜烟叶（大而厚者佳）1 块，去净泥沙，加食盐少许同捣烂即成。用前先将患处用生理盐水冲洗，如有脓必须把脓排出，冲洗干净，再敷上捣制好的烟叶，用纱布包好。早晚各换 1 次药。轻者 2 ~ 3 天痊愈，较重者 5 ~ 6 天即愈。

【荐方人】福建 王周法

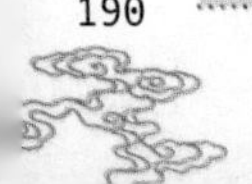

用醋精治灰指甲 >>>>

方法 修好指甲，将醋精涂抹在灰指甲表面和蜂窝孔内，每日数次，直到长出新甲为止。

【荐方人】辽宁　刘伟杰

甘草油治指头炎 >>>>

配方及用法 生甘草4克，紫草2克，蜂蜡4克，麻油60克。前2味入麻油中浸24小时，然后用文火熬枯去渣，次入蜂蜡化开即成。用时将油温热，熏洗患处，每天1～2次，每次20～30分钟。

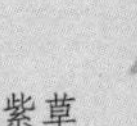

紫草

【出处】《单方偏方精选》

斑蝥可治甲沟炎 >>>>

配方及用法 斑蝥，研成细末，贮瓶密闭备用。取斑蝥末少许，均匀地撒在患处皮肤上，然后用黑膏药贴敷或用涂有凡士林的纱布包扎，以固定药末；

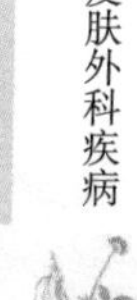

3～8小时后，患处有微黄色液体渗出时，揭去膏药或纱布，清除药泥，外涂2%甲紫溶液即可。

【荐方人】江苏 胡明灿

油葱茶麸治化脓性指头炎>>>>

配方及用法 生油葱7条，茶麸100克，浸水老石灰100克，共捣盛于杯内，将患指浸入药中，疼痛立止。如肿则用药渣外敷患处。

【荐方人】辽宁 卢清光

用猪苦胆治手指毒疮>>>>

配方及用法 猪苦胆1个，套在长疮的手指上，让胆汁浸泡患部，不需添加任何药物，几分钟后减轻疼痛，慢慢消肿生肌，伤口愈合。胆汁干了另换一个，3～5天即可痊愈。轻者1个，重者则两三个就可治好。新鲜有胆汁的最好，存放干苦胆也可以用，但需用温水泡软后使用。

备注 为防止胆汁流出需用线扎着苦胆口部，但不能太紧，否则影响血液流通，降低疗效。

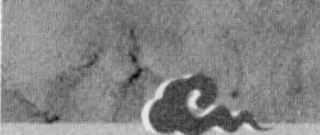

第六节 手掌脱皮、手足干裂（皲裂）

用蜂蜜水搓擦治手掌脱皮 >>>>

配方及用法 取蜂蜜适量，用2倍的冷开水稀释后备用。每天早晚用稀释好的蜂蜜水在患处反复搓擦3～5分钟。

【荐方人】内蒙古 杨桂兰

用姜治手掌脱皮 >>>>

方法 将一块鲜姜用刀切为两半，然后拿起一半，用有姜汁的一面擦拭手掌面，反复擦抹3分钟。每天擦3～5次，3～5天就不脱皮了。另外，每晚用热水一盆，水中浸泡几片鲜姜片，然后用此水泡手，治手掌脱皮同样有效。上述两种方法同时进行，效果更好。

【荐方人】江苏 徐以信

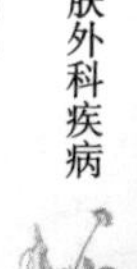

生地、女贞子等泡茶饮可治手掌脱皮 >>>>

配方及用法 生地30克，女贞子20克，元参30克，泡茶饮用。上药为1日量。饮1个月可愈。

方法 此为滋阴凉血方剂，对阴虚血热患者效佳。

【荐方人】河南 张立华

用侧柏叶熏洗手掌治脱皮 >>>>

配方及用法 侧柏叶250克，蕲艾60克，桐油适量。先将侧柏叶及蕲艾加水约3000毫升，熬数沸候用。再将桐油搽患处，然后用纸蘸桐油点火熏烤患处，熏烤片刻后将患手置于侧柏叶、蕲艾汤上先熏，待温度稍低，即将患手置于汤中浸洗，一般洗至药凉即可。轻者1次即愈，重者3～5次可愈。愈后半个月内忌用碱水洗手及接触腐蚀性物品。

蕲艾

【出处】《家庭医生》（1996年11月）

甘草甘油可治手掌皲裂症 >>>>

配方及用法 甘草 75 克，75%酒精、甘油、蒸馏水各 250 毫升。将甘草泡于酒精内 24 小时后，取浸液与甘油、蒸馏水混匀贮瓶备用。用时将患部洗净后，用药涂抹患处，然后搓数下。每日洗 3 ~ 4 次，一般 3 天见效，10 天痊愈。

【荐方人】吉林 乔福胜

糯米明矾等治手足皲裂 >>>>

配方及用法 糯米 1500 克，明矾（研末）62 克，樟脑 15 克，青黛 31 克。先将糯米洗净滤干，入石碓冲成细粉，筛去粗粒杂质，置盛有 1000 ~ 1500 毫升沸水的锅内，像熬糨糊一样，用文火熬成糊状，再入明矾末、樟脑、青黛，和匀即成，贮入药罐待用。将药膏涂于薄布条，贴皲裂处。

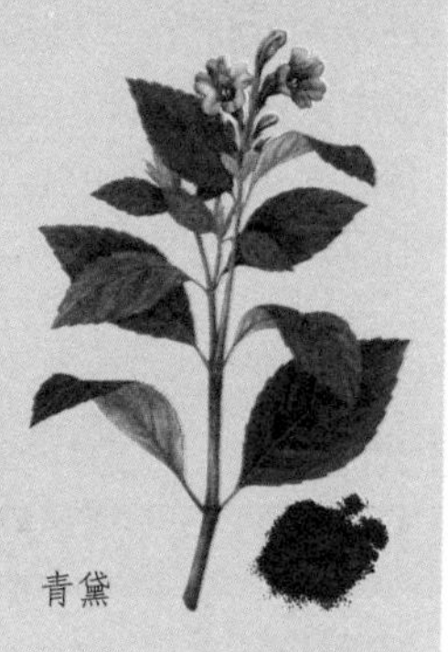
青黛

【出处】广西医学情报研究所《医学文选》

第七节 白发、脱发、头皮屑

用桑葚子、熟地黄等治白发 >>>>

配方及用法 桑葚子300克，熟地黄250克，旱莲草、制首乌各200克，北枸杞150克，菟丝子、当归、丹参各100克，蜂蜜适量。按中药蜜丸配制，每日早晚各服1次，每次9克。

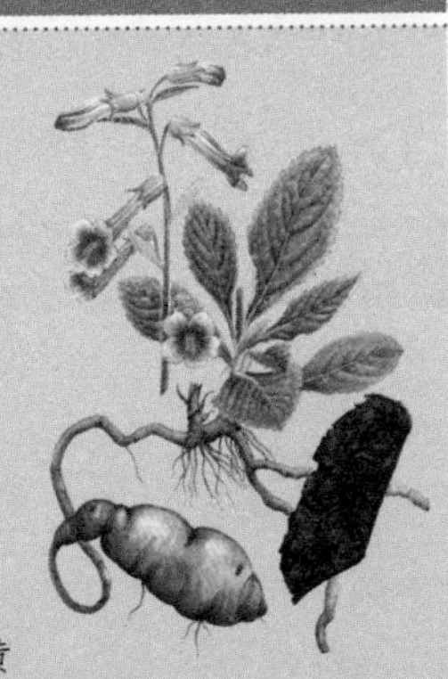
地黄

【出处】《实用民间土单验秘方一千首》

何首乌等可治白发 >>>>

配方及用法 何首乌（酒蒸）30克，天麻12克，当归15克，白芍15克，枸杞果12克，黑芝麻12克，黑豆30克，女贞子15克，麦冬、天冬各9克，石斛 12 克，丹皮、知母各 6 克，党参 9 克。将上药研成细末，取蜜制丸，每丸重 9 克。

【出处】《佛门神奇示现录》

用啤酒洗头治头皮屑 >>>>

方法 用啤酒将头弄湿，保持 15 分钟或更长一点时间，然后用温水冲洗，再用普通洗头膏洗净。每日 2 次，4 ~ 5 天即可治愈。

【荐方人】林连浪

用陈蛇粉去头皮屑 >>>>

方法 将蛇放在瓦片上，将瓦片放在小火上，待蛇焙干后研末，分 6 份，早晚各服 1 份，开水冲下，3 天服完。

【荐方人】杨景讳

生代赭石治脱发 >>>>

配方及用法 生代赭石 124 克，研末，每次服 3 克，每日服 2 次，早饭前 1 小时服 1 次，晚饭后 1 小时服 1 次，用温开水送服。

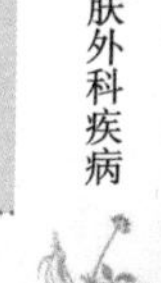

【荐方人】黑龙江 宇忠厚

用鲜柏叶等可治脱发>>>>

配方及用法 鲜柏叶50克，红辣椒10个，75%酒精500毫升，一并装入瓶内，盖紧盖子，泡半月可涂搽患处。每天搽5～7次，10天后头发就能出齐。

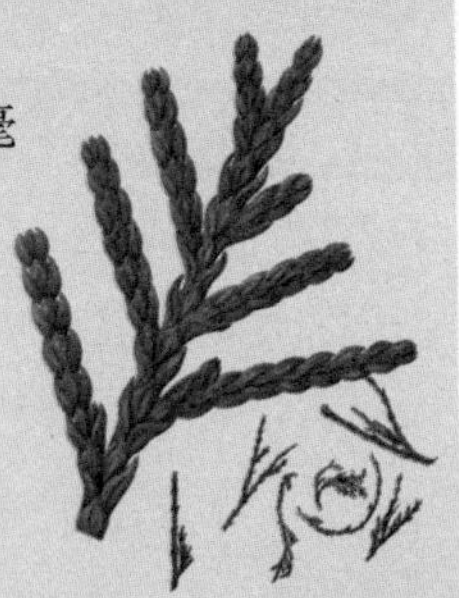
柏叶

【荐方人】河南 马培远

雄黄、硫黄等可治斑秃>>>>

配方及用法 雄黄、硫黄、凤凰衣各15克，穿山甲（制）9克，滑石粉、猪板油各30克，猪胆1个。上药共为细末，用猪油和猪胆调和药末如泥，用纱布包搽患处，每日2～3次，连用1～2周。

【出处】《新医药学杂志》（1974年第1期）、广西中医学院《广西中医药》增刊（1981年）

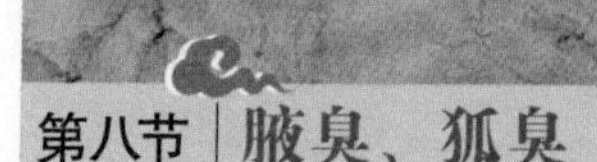

第八节 腋臭、狐臭

鲜姜汁涂腋消炎祛臭 >>>>

配方及用法 鲜姜。将鲜姜洗净，捣碎，用纱布绞压取汁液。涂汁于腋下，每日数次。

【荐方人】广西 蒋永平

用樟脑、明矾等可治狐臭 >>>>

配方及用法 取樟脑(结晶)2克，明矾(碾粉末状)2克，苯酚4克，甘油10毫升，置于瓶内，充分搅匀，使之溶解，然后分装保存备用。用时患者将腋毛剃尽，用温开水把腋窝洗净，擦干后涂上药水，每日3～4次，至治愈为止。1疗程为2周左右，必要时可延长。

功效 该药对狐臭的疗效甚佳，比手术切除及其他疗法有优越性。夏初秋末天气凉爽时治疗，效果更好。

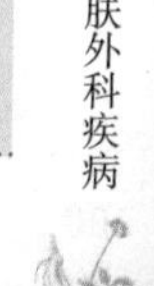

用蛛轻粉外搽治狐臭 >>>>

配方及用法 蜘蛛5个，轻粉3克。将蜘蛛用黄泥包好，放火内烧红后取出放凉，然后将黄泥去掉，加轻粉3克，研制成细末。先用75%酒精擦洗腋窝，然后外搽蛛轻粉。每日3次，5日为1疗程。

备注 本品擦洗后，若局部出现发红、发热、发痒、疱疹等现象，可用赛庚啶软膏处理。本品为外用药，严禁内服。

灶心土可治狐臭 >>>>

配方及用法 灶心土（即烧柴草的土灶内外经烧煅的黄土块）。将灶心土捣碎，研细，过筛。敷抹腋下，每日数次。

功效 敛腋汗，除腋臭。

用山姜治狐臭 >>>>

配方及用法 山姜适量。先用热水敷洗腋窝10～15分钟，再用山姜（生姜也可）轻擦局部，擦至皮肤轻度充血为度（切不可用力过大，以免擦伤皮肤），然后用3%～4%碘酒涂局部。每天1～2次，10次左右可痊愈。

【出处】《广西中医药》增刊（1981年）

用密陀僧饼治狐臭 >>>>

配方及用法 密陀僧6克。先用面粉做成蒸饼（约1分厚），趁热将饼劈为两片，每片放入密陀僧6克，就热急夹于腋下，略卧片刻。药冷了温热，用数次后弃去，隔日再用上法治疗1次。

密陀僧

【出处】《中医杂志》（1964年第11期）、《单味中药治病大全》

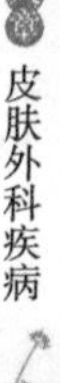

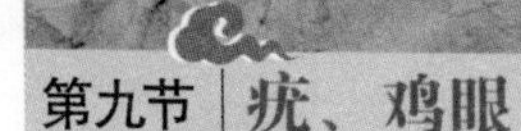

第九节 疣、鸡眼

鲜芝麻花根白水可治扁平疣 >>>>

配方及用法 取新鲜芝麻花根部的白水，直接擦在扁平疣上，每日 1 ~ 2 次，连用 2 ~ 3 天即可愈。如果把扁平疣最早出现的且最大的用针刺破涂擦，效果更好，有的 1 次即可愈。没有发现毒副作用及感染。

【荐方人】河南 张慧君

鲜狼毒汁外搽治寻常疣 >>>>

配方及用法 鲜狼毒 1 块。先将疣体用清水洗净擦干，把狼毒折断取汁涂于疣体上，每日 1 次，一般 2 ~ 4 次疣体可自行脱落。此药有大毒，严禁内服。

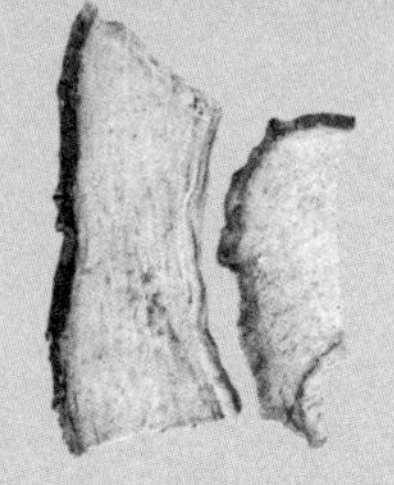

狼毒

【出处】《四川中医》（1987 年第 12 期）、《单味中药治病大全》

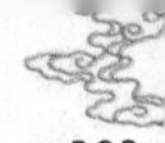

鲜半夏搽剂治寻常疣 >>>>

配方及用法 鲜半夏。将疣局部用温水泡洗10～20分钟，用消毒刀片轻轻刮去表面角化层。再将7～9月采挖的鲜半夏洗净去皮，在寻常疣局部涂擦1～2分钟，每天3～4次。一般只涂擦初发疣（母瘊）即可，若继发疣较大较多时，可逐个进行涂擦，效果更好。

【出处】《山东中医杂志》（1991年第4期）、《单方偏方精选》

用大蒜花椒葱白泥治鸡眼 >>>>

配方及用法 取葱白10厘米长，大蒜1头（去皮），花椒5粒，用石臼一块捣成糊备用。把患部洗净揩干，将葱蒜泥敷于患处，并用纱布固定，每晚1次，7日即愈。

【荐方人】山东　崔承俊

活蝼蛄加艾条治鸡眼 >>>>

配方及用法 活蝼蛄（俗称“土狗”）、青艾条或香烟。患处做常规消毒，用手术刀割除鸡眼表面

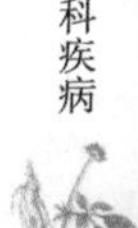

粗糙角质层，以不出血或稍见血为宜，接着取活蝼蛄剪去其嘴，以其吐的涎汁浸润鸡眼。然后用点燃的艾条或香烟熏其部位，待烘干后包扎，1日1次，3次见效。

【荐方人】江苏 夏晓川

木香薏米汤治扁平疣 >>>>

配方及用法 木贼、生薏米各100克，香附15克。上药加水1000毫升，浸泡30分钟，然后加热煮沸1小时，倾出滤液，再将药渣加水500毫升，用同法煎煮，合并两次汤液待用。先将患处用热水洗净，然后将药液加热至30℃左右，外洗患部并用力摩擦，直至患处发红，疣破为度。再用鸦胆子5粒去壳捣烂，用一层纱布包如球状，用力摩擦，每次10分钟。以上治疗早晚各1次，1周为1疗程（外洗汤液每3天1剂，鸦胆子每天更换1次）。

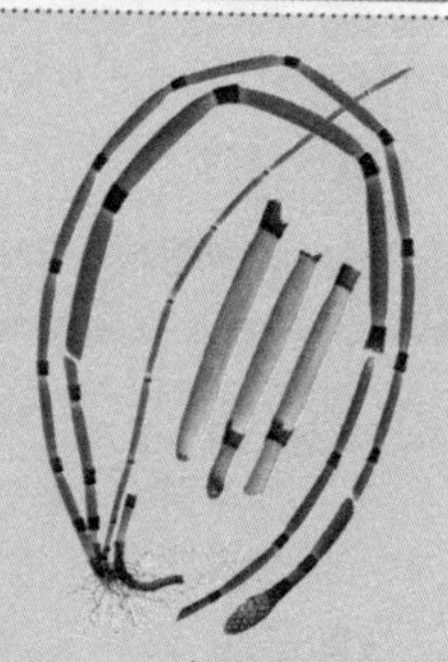
木贼草

【荐方人】河南 郭利人

第十节 皮炎、毛囊炎

用苦瓜汁治夏季皮炎 >>>>

配方及用法 先用鲜苦瓜（未长熟的小瓜）250克左右捣烂取汁，搽患处，过半小时后搽药水乐肤液，待药水干后，再搽必舒软膏。这样每日3次，连续2天即可治愈。

【荐方人】束健

用猪胆治脂溢性皮炎 >>>>

配方及用法 猪胆1个。将猪胆汁倒在半面盆温水中，搅拌后洗头（或洗患处），把油脂状鳞屑清除干净，再用清水清洗1次，每天1次。

【出处】《新医学》（1984年第4期）、《单味中药治病大全》

川槿皮、海桐皮可治神经性皮炎 >>>>

配方及用法 川槿皮、海桐皮各30克，轻粉9克，

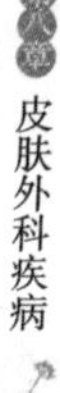

斑蝥、巴豆各7个，雄黄、大黄各9克，凡士林适量。将上药粉碎研细过罗，与凡士林调和为红棕色膏，直接涂患处约0.1厘米厚。结黑痂后自动脱落，1次痊愈。

【出处】《实用民间土单验秘方一千首》

用陈醋木鳖治神经性皮炎>>>>

配方及用法 木鳖子（去外壳）30克，陈醋250毫升。将木鳖子研成细末，放陈醋内浸泡7天，每天摇动1次。用小棉签或毛刷浸蘸药液涂擦受损皮肤，每天2次，7天为1疗程。

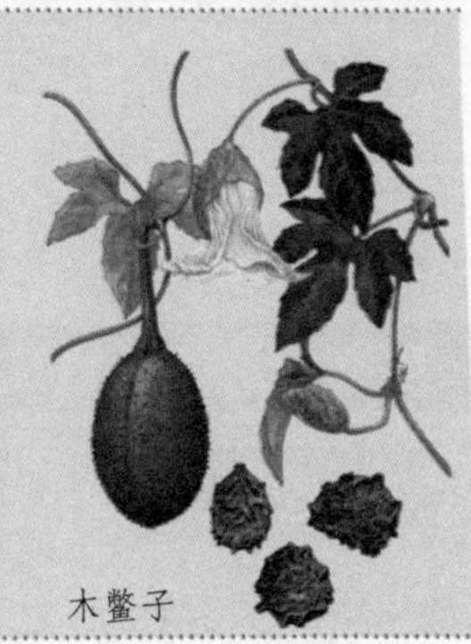
木鳖子

【出处】《陕西中医》（1988年第7期）、《单方偏方精选》

用七叶一枝花治毛虫皮炎>>>>

配方及用法 用100毫升75%的酒精泡10 ~ 20

克七叶一枝花，局部外涂。

【荐方人】广西　谭训智

用马蜂窝大黄膏治蜂窝织炎 >>>>

配方及用法　马蜂窝、酒制大黄各等份。取马蜂窝用砂锅稍焙研细过罗，大黄用黄酒闷后经砂锅焙干研细过罗。两味药末用蜂蜜调成糊状，放置在大小适宜的黑布上敷患处，每 24 小时换药 1 次。

【荐方人】天津　宋俊莲

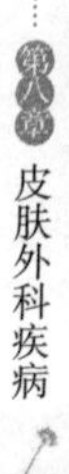

第十一节 各类型疮疾

用仙人掌烟丝治疔疮 >>>>

配方及用法 取新鲜仙人掌1块（刷去毛刺），香烟1支，鸡蛋1个，青布一块。将仙人掌与烟丝一同捣烂，加入适量蛋清混合，均匀地涂在青布上敷患处，24小时换一贴。用于治疗疔疮初起（已生脓或溃烂者勿用）或早期乳腺炎、痈毒等。

【荐方人】江苏 陈付山

枸杞子、白酒可治蛇头疔 >>>>

配方及用法 枸杞子15克，白酒、水各50毫升，煮烂后，捣成糊状，加入冰片0.5克，食醋一盅调匀，装入小塑料袋套于患指上，包扎固定12小时取下。加醋少许，拌匀再敷。用药一次肿痛大减，3日可愈。

【荐方人】戈杰

山楂细辛可治冻疮 >>>>

配方及用法 山楂适量，细辛2克。取成熟的北山楂若干枚(据冻疮面积大小而定)，用灰火烧焦存炭捣如泥状；细辛研细末，合于山楂泥中，摊布于敷料上，贴于患处，每天换药1次，一般4～5次即可痊愈。

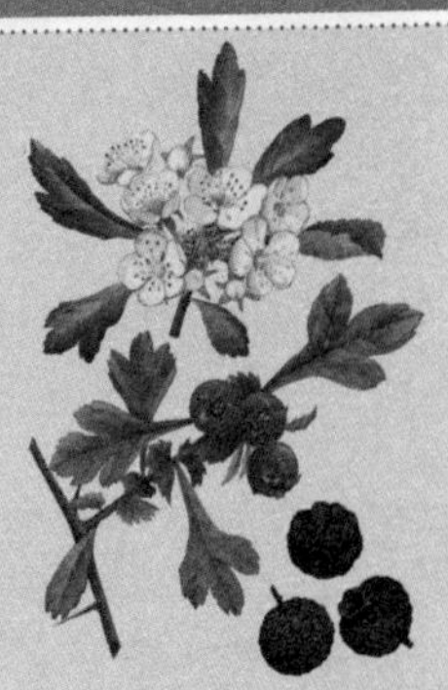
山楂

【出处】《单方偏方精选》

用马勃粉治褥疮 >>>>

配方及用法 马勃适量研成极细粉末状，经干热灭菌后，置消毒容器中备用。以生理盐水清洗疮面，剪除坏死组织，拭干后将马勃粉均匀撒在疮面上，厚度约1毫米左右，上面敷盖消毒纱布，每日用药4～6次。

【荐方人】福建 陈志英

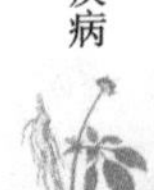

用苦树皮蛋黄油治秃疮 >>>>

配方及用法 取苦树皮30克，鸡蛋黄12个。先把鸡蛋煮熟，取其黄，置铁勺内火煎出油，去渣，将苦树皮研细末，加入蛋黄油内调匀。把患者头发剃去，白开水洗净，然后抹此药，1日换药1次。

【出处】《中医验方汇选》《中医单药奇效真传》

硫黄、百部等可治疥疮 >>>>

配方及用法 硫黄20克，百部10克，冰片1克。将上药研极细末，加适量凡士林拌匀，包装备用。温水洗浴全身，用力将上药涂擦患部，每日1次，5天更换衣被，将用过的衣被消毒处理。

【荐方人】四川 冷治卿

马齿苋、活蚯蚓等可治臁疮 >>>>

配方及用法 鲜马齿苋、活蚯蚓等量。取上药捣烂成泥状，备用。据病变范围取药外敷，用纱布包扎，每日1次，3日为1疗程。症状严重者可取二药各30克，捣绞取汁口服，每日2次。

【荐方人】四川 陈上琼

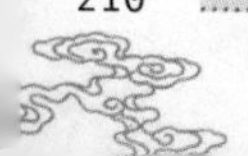

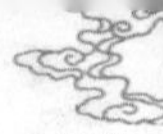

第十二节 各类咬伤

羊奶治蜘蛛咬伤 >>>>

配方及用法 鲜羊奶适量，煮沸。尽量饮用。

功效 解毒，利尿，消肿。用治蜘蛛咬伤。

用天麻、半夏等药治蝎蜇伤 >>>>

配方及用法 天麻、乌梅、菖蒲、半夏、白芷各等份，共为细末。用唾沫调敷患处。

【荐方人】河北 张之镐

鸡蛋壁虎治蜂蜇伤 >>>>

配方及用法 鸡蛋1个，壁虎1条。将蛋打个小孔，将全壁虎1条塞入鸡蛋内，小孔密封，埋于阴凉的土内20天，取出涂患处。

【出处】《赤脚医生杂志》（1975年）、广西中医学院《广西中医药》增刊（1981年）

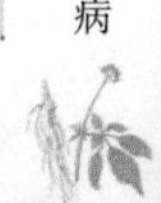

用生烂山药治蝎蜇伤 >>>>

配方及用法 生烂山药（烂的有水者佳）用布包好，拧汁擦患处。

【荐方人】河北 贾洪福

唾液治蚊虫叮咬 >>>>

方法 当发现被蚊虫叮咬或局部痛痒起红丘疹时，把口内的分泌液唾在掌中或指上，在患处反复揉搓1分钟，以痛痒缓解为度。过一会儿再做，仍效前法，切忌抓挠患处，以防皮肤损伤而继发感染。对于某些原因不明的小面积皮肤瘙痒，此法亦可取效，还可用自己的唾液为他人治疗。

【荐方人】河南 李小周

粗茶、木贼等可防蚊蠓叮咬 >>>>

配方及用法 粗茶500克，木贼250克，雄黄200克，共研细末，醋弹丸子大，每晚烧一个，蚊蠓闻者去之，不去者亦不复咬人。

【荐方人】山西 邵观文

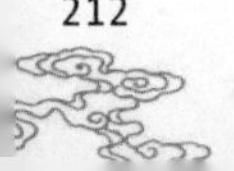

芸香粉防避臭虫 >>>>

配方及用法 芸香31克，研细末置于席下自去。

【荐方人】山西 邵观文

用仙鹤草根和酢浆草治毒蛇咬伤 >>>>

配方及用法 鲜仙鹤草根30克，鲜酢浆草30克。取仙鹤草根洗净，去掉根内硬心，入口中嚼细，将嚼细的药末和唾液喷在伤口周围。视其肿胀面积大小，咀嚼一口或多口喷上即可。取鲜酢浆草30克，以红色者为佳，用菜刀轧细后入瓷碗内，添米泔水（淘米水）250克，把碗放入锅底，加一碗水在锅内，盖上锅盖。文火焖10分钟，取汁内服。

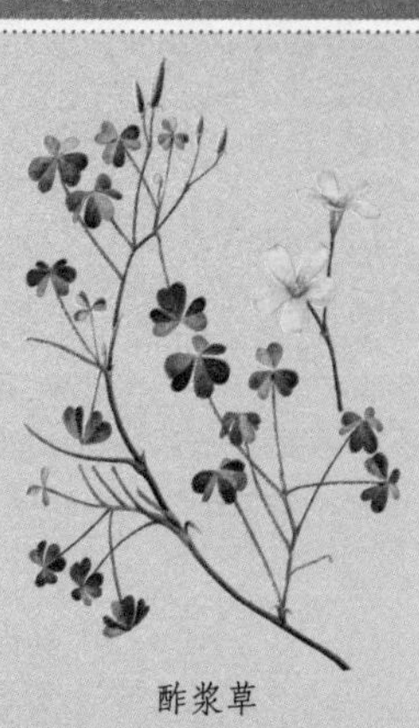
酢浆草

【荐方人】新疆 冉启辉

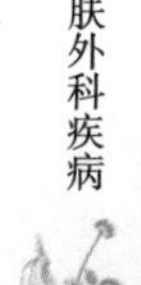

第十三节 红斑狼疮、烧烫伤

土茯苓、金银花治红斑狼疮>>>>

配方及用法 土茯苓1000克，金银花2000克，共研细粉，炼蜜为丸，每丸3克。每服10丸，每日3次，白开水冲服。一般用药2～3剂痊愈。

【出处】《实用民间土单验秘方一千首》

双丹一散可治红斑狼疮>>>>

配方及用法 ①水降丹：水银31克，纯硫酸62克，白矾16克。②七星丹：水银16克，硼砂、白矾、胆矾、芒硝各9克，雄黄、朱砂各3克。③蜗牛散：蜗牛20只研末。水降丹：置硫酸于瓶内，徐徐放入水银，使其燃烧氧化（但要小心，以防爆炸），然后将白矾末加入即成。七星丹：用升丹法制取。取等量七星丹、蜗牛散加入95%酒精中调成糊状，即倾倒于水降丹中，用玻璃棍搅匀，待澄清后取液备用。用沿线蘸上液点患处，每星期点1次。

【荐方人】广西 林栋材

地榆、大黄等可治烫伤>>>>

配方及用法 地榆、大黄、虎杖、黄连、白蔹、海螵蛸、炉甘石各20克，没药15克，冰片4克。上述诸药共研极细粉末过筛，取麻油适量，将药末调成稀糊状，装瓶备用。使用时，若创面不清洁者，先用生理盐水洗净；有水疱者，可用无菌性注射器将水抽吸尽，然后将油膏涂于烫伤部位，每日用药2～4次。

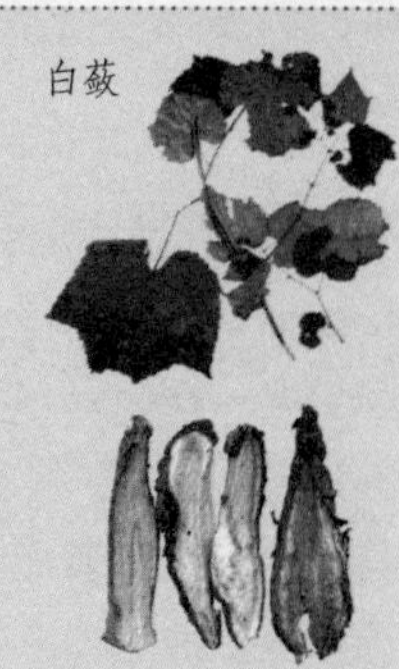
白蔹

萤火虫治火烫伤>>>>

配方及用法 萤火虫50～100只，蜂蜜适量。将萤火虫置碗内捣烂，用蜂蜜调匀，用棉签蘸以轻搽患处，干后再搽，连续搽6～7次，不需包扎，一般1～3天可愈，重者2周可愈。

功效 泻火解毒，消炎止痛，保护创面，控制感染，防止局部渗液及促进患处早日生肌结痂。

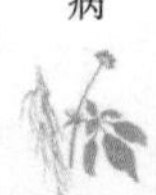

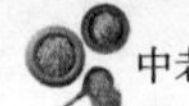

猪蹄甲治烧烫伤 >>>>

配方及用法 猪蹄甲。将蹄甲烧制成炭，研极细面，以香油混合成膏。将创面用凉水洗净，局部涂敷。

功效 解毒，收湿，敛疮。用治烧烫伤。

獾油治烧烫伤 >>>>

配方及用法 将獾宰杀，去皮毛、骨和五脏，用其脂肪炼油，装瓶备用。遇烧烫伤时取消毒的脱脂棉球蘸獾油涂擦患处，暴露不包扎，每日 3 ~ 5 次。

【荐方人】黑龙江 白椒秋

外用蘑菇粉治烫烧伤 >>>>

配方及用法 蘑菇适量。蘑菇在砂锅内锻黑存性，研为细粉，以少许香油调拌均匀。用时将蘑菇粉敷于患处，每日 2 或 3 次。敷药后约 30 分钟痛止。

功效 温经，止痛。用治烫伤、烧伤。

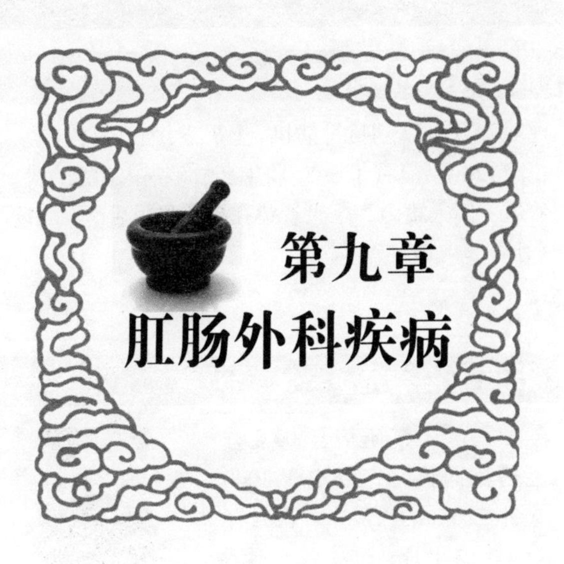

第九章 肛肠外科疾病

第一节 痔疮

荆芥、防风等治痔疮 >>>>

配方及用法 荆芥、防风、土茯苓、使君子各9克，芒硝120克，马钱子6克。将上药放砂锅内加水煮沸。然后，倒入罐内，令患者蹲在罐上先熏后洗，每晚1次。

【荐方人】陕西 曹雄

五倍子治痔疮 >>>>

配方及用法 五倍子500克。上药拣净捣碎，浸泡于1000毫升52.5%的乙醇中，密封存放1～2个月，过滤后煮沸消毒备用。局麻下注入适量于痔核内，使之成紫褐色为度。

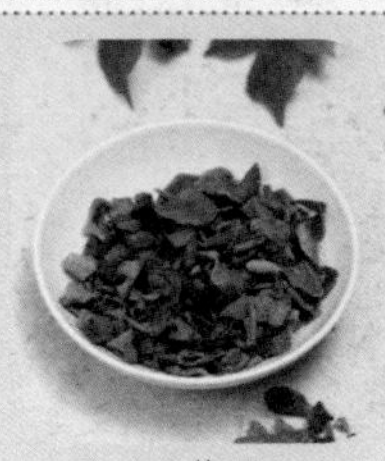
五倍子

【出处】《单味中药治病大全》

乌药、大黄等治痔疮 >>>>

配方及用法 乌药、大黄、当归、血竭、地榆各150克，黄柏、菖蒲、红花各75克，黄连15克，冰片、枯矾各50克。上药共研极细末，过120目筛，加凡士林1500克调匀成膏，贮瓶备用（高压消毒）。先用1∶5000高锰酸钾液坐浴后，再将药膏涂敷患处，每日换药2次。

功效 消热解毒，散血消肿。

马齿苋、猪大肠治内痔 >>>>

配方及用法 马齿苋100克，猪大肠1截（15厘米长）。先将两物洗净，然后将马齿苋切碎装入大肠内，两头扎好，放锅内蒸熟。每日晚饭前一次吃完，连续服用。

功效 清热解毒，润肠止血。

用蜈蚣治疗内外痔 >>>>

配方及用法 取大蜈蚣7条研成面（1剂量），红皮鸡蛋3个。将3个红皮鸡蛋打碎，搅匀（打在

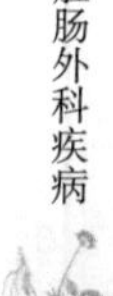

陶瓷碗内），再将7条蜈蚣的细面搅和其中，加少量的热水再继续搅一会儿（不要加油盐）后上锅蒸。熟后一次吃完。7天后再服第2剂。一般2～5剂药即可治愈。

【荐方人】辽宁 徐忠恺

马钱子治痔疮 >>>>

•配方及用法 取中药马钱子20克，用1∶1酒醋250毫升浸泡，擦痔疮，每天擦3～4次，直至痔疮根脱落。此方无副作用。

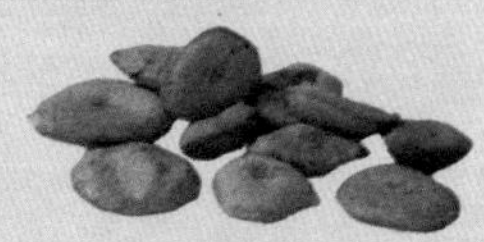
马钱子

【荐方人】山东 王冲

用蒲公英能治痔核脱出 >>>>

•配方及用法 蒲公英100克，水煎服，每日1剂；另取蒲公英500克，水煎熏洗。

【出处】《中医单药奇效真传》

生地、金银花等可治痔疮 >>>>

•配方及用法 生地 30 克，金银花 15 克，地榆 9 克，猪大肠头（靠近肛门一段）450 克，去肠油，洗净。共放砂锅内，加水适量，煮至肠熟脆，去药渣，分 2 次在饭前半小时吃大肠饮汤。每日 1 剂，连服 1 周。

【荐方人】山东 田有亮

穿山甲粉治内痔 >>>>

•配方及用法 穿山甲粉 0.6 克，人指甲炒研末少许，冲三花酒服。服 5 次以上，永不复发。

【荐方人】广西 廖惠生

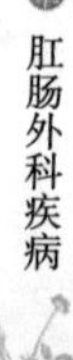

第二节 肛瘘、肛裂、肛门瘙痒

枯矾、黄蜡可治肛瘘 >>>>

配方及用法 枯矾、黄蜡各50克。将黄蜡熔化，投入矾末，和匀，候冷，做成药条，将药条从外口插入深处。一般1～2次痊愈。

【出处】《实用民间土单验秘方一千首》

乳香、没药等可治肛瘘 >>>>

配方及用法 乳香、没药、儿茶、马钱子、五倍子各20克，轻粉10克，冰片、麝香各3克。将上药研为极细粉面，装瓶密封。取适量药粉，以醋调成糊状，涂于患处，每日3次。痔核肿痛者，每次涂药后最好局部热敷30分钟至1小时，以助药力。

没药

【出处】《实用民间土单验秘方一千首》

芒硝、甘草、蚯蚓可治肛瘘 >>>>

配方及用法 芒硝（皮硝）0.03 克，甘草 3 克，蚯蚓 1 条。将上药捣烂，做成条状，晾干插入瘘管内。一般 1 ~ 2 次痊愈。

【出处】《实用民间土单验秘方一千首》

瓦松、朴硝等可治肛瘘 >>>>

配方及用法 瓦松 50 克，朴硝 30 克，黄药子 30 克。上药放入容器加水适量，然后用火煎煮近半小时，将药液倒入痰盂中（存药可再用），先用药物熏洗肛门部，待药液温热后，再倒入盛器坐浴。每次 15 分钟，每日 2 次。1 剂中药可连续使用 3 天。

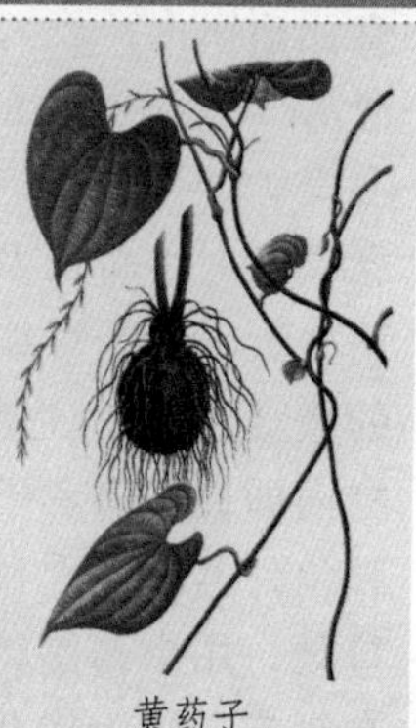
黄药子

【荐方人】江苏 庄柏青

花槟榔治肛门瘙痒 >>>>

配方及用法 花槟榔 30 克，加水 200 毫升，煎成

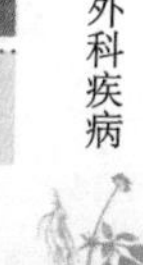

30毫升，每晚保留灌肠。再以雄黄粉10克，调成糊状后，外敷肛门周围。

【出处】《浙江中医杂志》（1982年第4期）、《单味中药治病大全》

白及膏治肛裂 >>>>

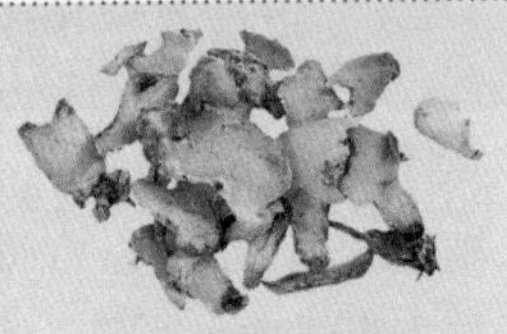
白及

·配方及用法 取白及200克置铝锅内，放入适量的清水（约药物体积的3倍），在煤炉上煮沸，待药汁呈黏稠状时，将白及滤出，用文火将药汁浓缩至糊状，离火，再用煮沸去沫的蜂蜜50克，兑在一起搅拌均匀，待冷后放入膏缸内即成。患者于每日大便后用温水坐浴，取侧卧位，再用1∶1000新洁尔灭溶液清洗肛门及裂口处，用小药签将白及膏涂在患处，盖敷料，胶布固定，每天换药1次。如有便秘情况还需服用通便润肠药物。

【出处】《实用民间土单验秘方一千首》

第三节 | 脱肛

鳖头可治脱肛 >>>>

配方及用法 鳖头6只，黄酒180毫升。将鳖头分炙，并分研细面。每日2次，每次1只，用30毫升黄酒冲服。

【荐方人】内蒙古 张瑞华

木鳖子治脱肛 >>>>

配方及用法 木鳖子1个去壳，置平碗内少许淡茶水，以木鳖子研（如研墨状）后备用。以棉花球蘸药涂脱肛处，每隔1日1次，最多5次即愈。

【荐方人】河北 聂赤峰

柴胡、黄芪治脱肛 >>>>

配方及用法 柴胡6克，生黄芪30克，升麻9克，党参15克，共研细末，贮瓶备用。每次取本散5～10

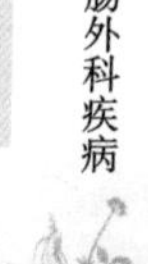

克，用食醋调敷肚脐上，或直渗入本散于脐中，外以纱布覆盖，胶布固定，每日换药1次。脱肛严重者，可加用本散煎服，每日1剂。

【荐方人】辽宁 王安才

黄芪、防风治气虚脱肛 >>>>

配方及用法 生黄芪125克，防风3克，升麻2.4克，清水煎，分2次温服。轻者1剂肛即上收，重者3剂可愈。

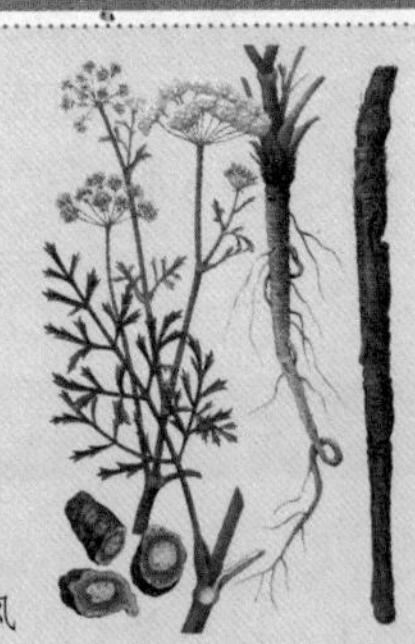

防风

【荐方人】广西 黎克忠

涂蜘蛛粉治脱肛 >>>>

配方及用法 蜘蛛7只。将蜘蛛脚去掉焙干研成细面，用香油沾药面调涂肛门。一般5 ~ 7天可愈。

【出处】《实用民间土单验秘方一千首》

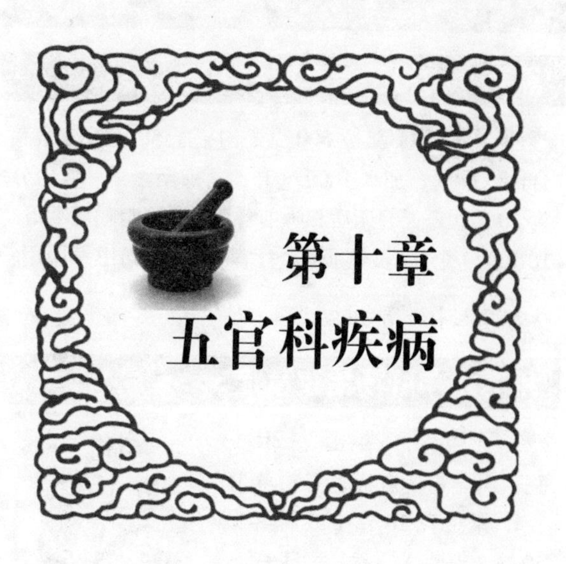

第十章 五官科疾病

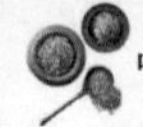

第一节 眼疾

黑豆、枸杞子治早期白内障 >>>>

配方及用法 黑豆500克，枸杞子50克，洗净混合倒入砂锅，加水1000毫升，煮沸至水干。取出分为20份，每天起床后和睡前各服1份，咀嚼后咽下。10天为1个疗程，连服3个疗程，有效者可继续服用。

【荐方人】河南 卫宣文

用苍术羊肝汤治夜盲症 >>>>

配方及用法 茅山苍术30克，鲜羊肝100克，谷精草10克，荠菜花10克（或鲜荠菜50～100克）同煮。每日1剂，每剂煎2次，饭后1小时左右服用，喝汤吃肝，可放少许香菜、酱油、食醋。

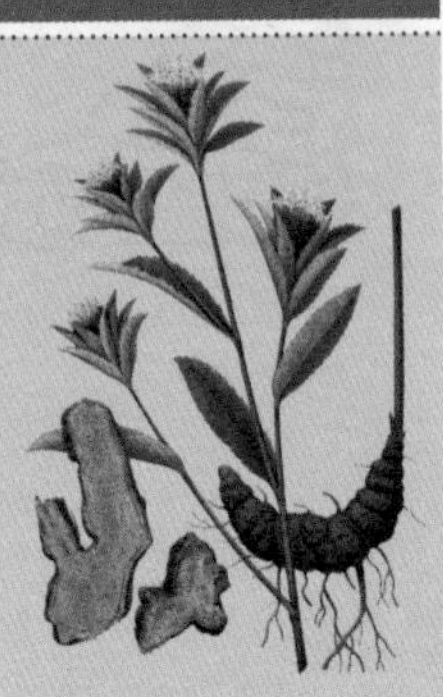

苍术

【出处】《中医药奇效180招》

食海带、黑木耳治迎风流泪症 >>>>

配方及用法 海带250克，黑木耳50克。将海带、黑木耳洗净，切成细丝，清水煮熟，每日食用20克。

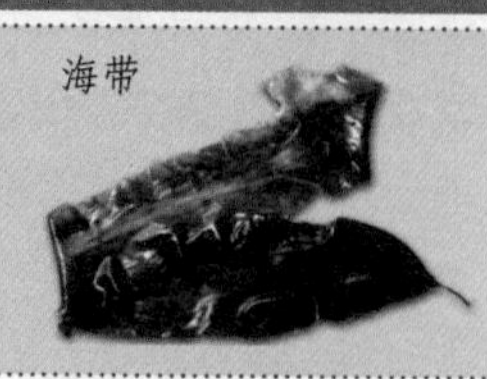
海带

【出处】河北科学技术出版社《灵验偏方治百病》

车前子汤可治青光眼 >>>>

配方及用法 车前子60克，加水300毫升，一次煎服。

功效 用此方治疗青光眼有良好的疗效。

猪肝夜明汤治诸眼疾 >>>>

配方及用法 猪肝100克，夜明砂6克（中药店有售）。将猪肝切成条状，锅内放入一碗水，同夜明砂以文火共煮。吃肝饮汤，日服2次。

功效 补肝养血，消积明目。用治小儿出麻疹后角膜软化，贫血引起的眼朦、夜盲、视力减退。

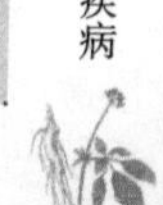

羊肝、兔脑可治视神经萎缩 >>>>

配方及用法 羊肝250克，兔脑2具，生、熟地各31克，枣皮、生石决明、枸杞、淮山药、磁石、天麻、刺蒺藜、青葙子、首乌、文党、嫩耆各62克，杭菊、甘草各31克，朱砂16克。将以上药物，水煎后去渣，加适量蜂蜜，收贮待用。每次服1匙，日服3次，服半年方有效。此方曾在临床上获得显著效果。

【荐方人】重庆 史方奇

白蔻、藿香等可治结膜炎 >>>>

配方及用法 白蔻、藿香、黄芩、连翘、薄荷各10克，茵陈、桑叶各15克，石菖蒲、木通各6克，滑石（布包）12克。将上药先用清水浸泡20分钟，再煎煮10 ~ 15分钟，每剂煎2次，将2次药液混合约300毫升，每日3次温服，并配以蒲公英50克煎汤熏洗眼部。

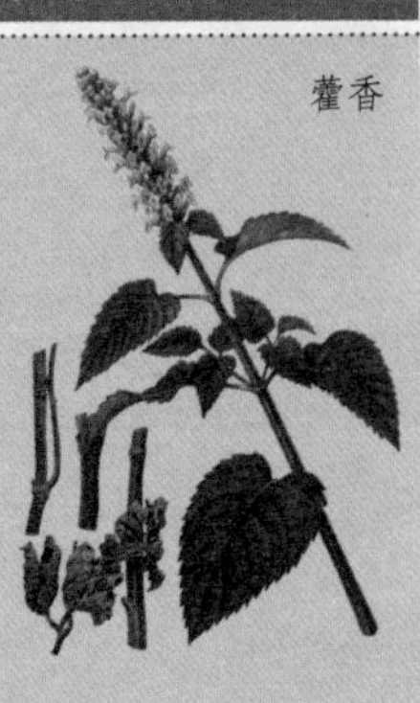
藿香

【荐方人】甘肃 周斌

苦黄汤治睑缘炎 >>>>

配方及用法 苦参20克，黄连6克，黄柏10克。水煎，用棉球蘸药水洗涤眼睑缘患处，每剂洗2次，每天洗3次。若睑缘奇痒，加花椒3克。

备注 用药期间，注意眼部卫生，禁止揉擦，忌烟、酒、辛辣及其他发物。

涂五倍子膏治倒睫 >>>>

方法 用五倍子膏（五倍子31克，研成细末，加入适量蜂蜜均匀调拌，调至稠糊为度）涂布于距睑缘2毫米处，每日1次。

【出处】《中医单药奇效真传》

用三黄汤治针眼 >>>>

配方及用法 黄连、生大黄各10～15克，黄芩15克。每天1剂，水煎，取1/2药液待温内服，余下药液趁热熏蒸敷洗患处。若热重者加金银花30～60克，血瘀者加红花、赤芍各10克，眼痛牵引致头痛者加川芎、菊花各10克。

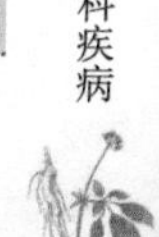

第二节 耳疾

以蛇蜕治耳流脓症 >>>>

配方及用法 蛇蜕1条，冰片10克。将蛇蜕、冰片分别碾成细末，再与核桃油调成液体，装入瓶内保存。为了使用方便，可找一个眼药瓶装入此液，睡觉时向耳内滴入2～3滴。此药不仅能治耳流脓，对中耳炎、耳流水、外耳道炎、耳部湿疹也有疗效。治疗耳部湿疹时，可用药棉蘸上药液涂于患处。

【荐方人】陕西 王天福

蛇胆蜘蛛治中耳炎 >>>>

配方及用法 蛇胆10克，蜘蛛10克，枯矾30克，冰片5克。前2味药用新瓦焙干研面，与后2味调匀备用。用过氧化氢把患耳脓液洗净，干棉球擦干，把药粉吹入患耳内，每日1次。

冰片

【荐方人】山西 魏首鹰

虎耳草治中耳炎 >>>>

配方及用法 取虎耳草叶 2 ~ 3 片，用清水洗干净，将叶片捣碎、出汁，然后取其汁液滴入患耳，1 次即愈。

【荐方人】江苏 苏永春

甘遂放耳内治耳聋 >>>>

配方及用法 甘遂 1 克，棉球 1 个。于每晚睡觉时将甘遂放入耳内，棉球塞耳，早起时取出，连续 10 日为 1 疗程。一般 1 ~ 2 个疗程痊愈。

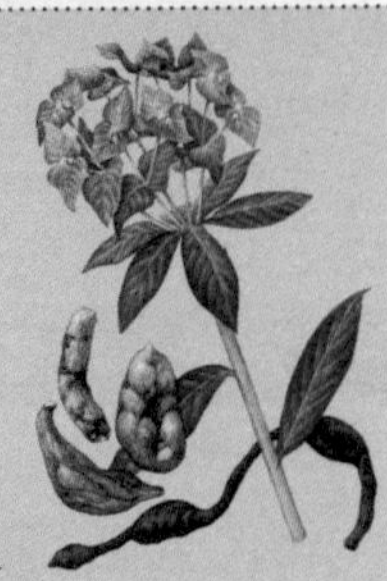
甘遂

【出处】《实用民间土单验秘方一千首》

水蛭葱汁可治老年性聋 >>>>

配方及用法 取活水蛭 1 只，放入掐去尖端的葱叶（未出土葱叶）内，再将断口扎紧。3 天后，收集葱叶内的液汁。用时将其液 2 滴滴入患耳内，数

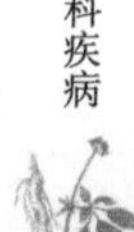

分钟后，即有温热感，片刻再将液汁取出。一般 1 次可获良效。如双耳皆聋，可先后依次滴治。

【荐方人】益民

麻黄汤治耳鸣 >>>>

配方及用法 麻黄、桂枝、桑白皮、菖蒲各 6 克，杏仁、桔梗、郁金各 9 克，甘草 3 克。上药先泡 2 小时，煎 15 分钟，取汁约 400 毫升，分 2 次服，早晚各 1 次。

【荐方人】河北 赵景华

生熟地、麦冬等治神经性耳鸣 >>>>

配方及用法 生地、熟地、麦冬、元参各 30 克，川芎 15 克，香附 15 克，柴胡 15 克，菖蒲 10 克，水煎服，每日 1 剂，分 2 次服完。一般 2 ~ 3 剂痊愈。

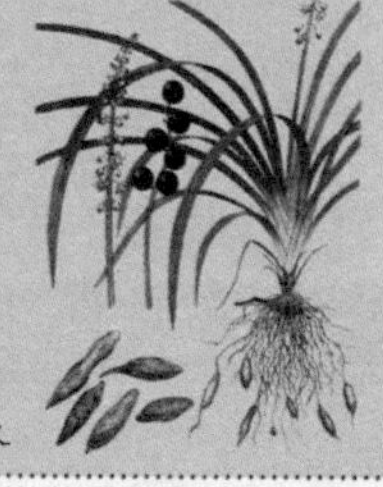
麦冬

【出处】《实用民间土单验秘方一千首》

第三节 鼻症

青苔治急慢性鼻炎 >>>>

配方及用法 垣衣适量。每日刮取新“垣衣”适量，用干净薄纱布包裹后塞入鼻孔（两鼻孔交替），鼻塞解除，流涕及其他伴随症状完全消失后，再继续应用3～4天。

备注 垣衣即生长在背阴潮湿处古老砖墙上的青苔。

白芥子、玄胡等可治过敏性鼻炎 >>>>

配方及用法 白芥子2份，玄胡、甘遂、丁香、白芷、细辛各1份。上药共研成细末，过80目细筛，用新鲜生姜汁调匀成糊状，贮罐备用。用小匙取出一定量药膏放于4厘米×4厘米的纱布棉垫中央，贴敷于大椎、肺腧（双）、膏肓（双）、肾俞（双）、膻中穴上，用胶布固定。每次贴敷3小时，5天贴1次，3次为1疗程。

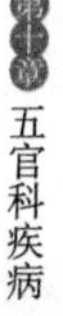

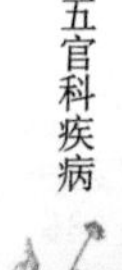

【荐方人】河南 李纯修

金银花、夏枯草等可治鼻窦炎 >>>>

配方及用法 金银花、夏枯草、桔梗各15克，藿香15～20克，白芷、菊花、赤芍、川芎、苍耳子、炒防风、辛夷花各10克，生薏米、蒲公英各30克，升麻10～15克，生甘草6～9克，水煎服，每日1剂。气虚者加黄芪30～60克；血虚者加当归10～15克，丹参20～30克。久治不愈的鼻窦炎患者不妨一试。

【荐方人】乔阳华

鲜茅根、鲜小蓟、川牛膝治鼻衄 >>>>

配方及用法 鲜茅根50克，鲜小蓟30克，川牛膝15克。加水1000毫升，煎取300毫升，分2次服，每日1剂。一般1剂即愈。

【出处】《实用民间土单验秘方一千首》

辛夷花、苍耳治慢性鼻窦炎 >>>>

配方及用法 辛夷花15克，苍耳10克，细辛、白芷、冰片各5克。上药共研成细末，装瓶备用。使用时取块药棉以开水浸湿（以捏不出水为度），沾药末塞入鼻腔，两侧鼻孔轮流塞，2个小时更换1次，每日用药8小时。连续用药3日后鼻塞通畅、头痛减轻、鼻涕减少，用药半个月左右可愈。

【出处】《老年报》（1997年9月18日）

扎紧中指骨节可止鼻流血 >>>>

方法 用线扎紧手中指骨节弯曲之处，鼻血即止。左流扎右，右流扎左，双流双扎，效果非常显著。

【荐方人】湖南 古云会

大蓟根等可治顽固性鼻流血 >>>>

配方及用法 大蓟根100克，白茅根、朝天罐各65克，倒触伞、岩桑根各45克，枇杷叶、棕榈芯各30克，皆为鲜草。煨水服，直到色淡汤清。若效果不明显，可连服2剂。

大蓟

【荐方人】贵州 陶昌武

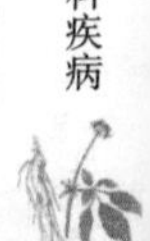

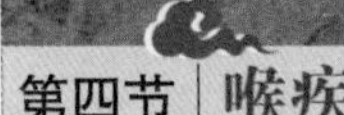

第四节 喉疾

苏梗、杏仁等可治外感失音 >>>>

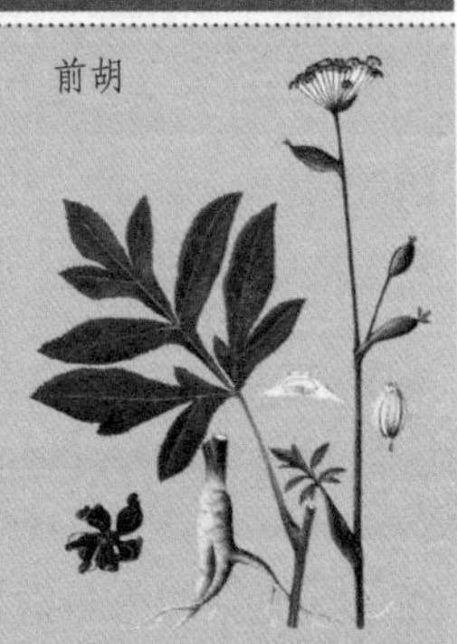

配方及用法 苏梗、杏仁、桔梗、前胡、蝉蜕、木蝴蝶各 10 克，牛蒡子、诃子各 6 克，甘草 3 克。上药日煎 3 次服，日服 1 剂，每次煎 15 ~ 20 分钟，取汁约 200 毫升温服。兼咽痒咳嗽者加麻绒（炙）10 克，细辛 3 克；喉干舌燥者加芦根 15 克，槟榔 10 克；咽痛者加射干 10 克，赤芍 15 克。

【荐方人】云南 马显忠

酢浆草当茶饮治急性咽炎 >>>>

配方及用法 鲜酢浆草 30 克（干品 9 克）。上药加水煎服，少量多次频饮当茶。

【出处】《赤脚医生杂志》(1975年第3期)

胖大海、玄参可治咽炎>>>>

配方及用法 胖大海、玄参、桔梗各10克，生甘草3克，泡水代茶饮。

【荐方人】安徽 石月娥

壁虎粉吹喉治扁桃体炎>>>>

配方及用法 壁虎适量。夏秋将壁虎捕捉后，立即去内脏，晒干研粉备用（无须消毒）。使用时，令患者张口，每用少许吹入咽喉。

备注 以夜间灯光诱捕壁虎为妙，捕得后即剖腹去内脏，用竹片贯穿头腹，将尾用绳固定于竹片上，然后晒干研粉，采集加工时，注意勿使尾部脱落。

威灵仙、草果治鱼刺卡喉>>>>

配方及用法 威灵仙、草果各45克，砂仁30克。将上述草药加水两碗，文火煎熬，当熬至约有一大茶杯时即可。放凉后，在20～30分钟内慢慢饮完，鱼刺即可被软化，顺流而下。

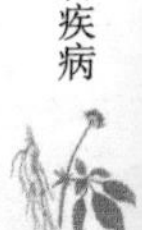

醋治细骨卡喉>>>>

配方及用法 醋120克。将醋稍温，趁热徐徐喝下，然后大口嚼食馒头，咽下。

功效 用治细骨刺卡于喉中不下。

艾叶尖、棉油治突然失音>>>>

配方及用法 艾叶尖7个，棉油60克，鸡蛋2个（去壳，打碎）。先将棉油煎滚，炸艾叶至焦黑色，把艾叶捞出，再将鸡蛋打碎，搅均匀后，放在油内炸至黄焦色，趁热食之。

【出处】广西医学情报研究所《医学文选》

用核桃、鸡蛋治疗嘶哑症>>>>

配方及用法 7粒核桃，2个鸡蛋。将核桃壳、肉都捶碎加水与鸡蛋一起煮，鸡蛋熟后再将蛋壳打碎用文火煮，然后吃鸡蛋、核桃仁，喝水。2周后即见奇效。10多年来未复发过嘶哑症，而且声带结节也不见了。

【荐方人】安徽 王秉曦

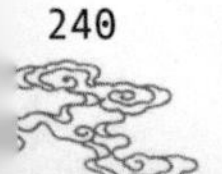

第五节 牙痛

防风、细辛等可治各种牙痛 >>>>

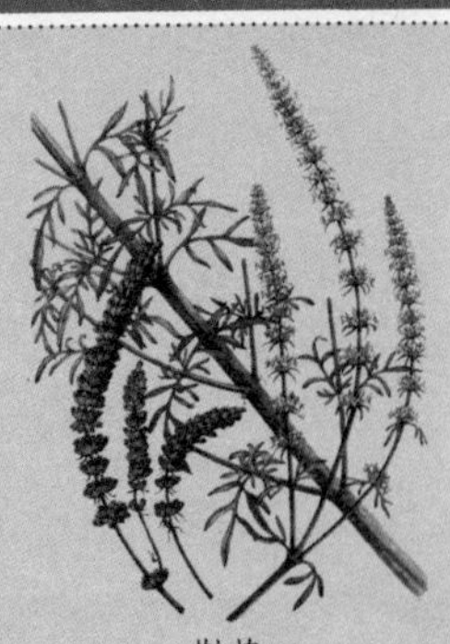

荆芥

配方及用法 防风、细辛、荜茇、荆芥、硫黄各 6 克，冰片 33 克。上药共研细末，取玻璃杯 1 只，砂纸 1 张，将砂纸包在杯口上，系之，将药粉放在砂纸上，堆成圆柱形，然后在顶上点火，令药粉慢慢燃烧，待烧到药堆到底部（注意不要烧到砂纸）把药灰和砂纸除去，刮下玻璃杯内壁上的降丹，贮瓶备用。取降丹少许放在棉花中，再将药棉贴于牙痛处，咬紧即可。

功效 祛风、消炎、止痛。用于治疗各种牙痛。

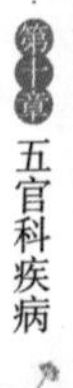

用枸杞、蒺藜治牙痛>>>>

配方及用法 枸杞、蒺藜各30克，生、熟地各15克，全虫、骨碎补各10克。每日1剂，水煎，分2次服。苦偏头痛者，加蜈蚣2条，僵蚕10克，赭石30克；若胃火牙痛者，加生石膏30克；若牙宣者，加马鞭草30克，人中白、黄柏各10克；若虫牙患者，加花椒5克，乌梅10克；若牙痛者，加黄芪30克，白芷、王不留行各10克。

蒺藜

【出处】内蒙古科学技术出版社《中国验方全书》

黄芪、甘草治气虚牙痛>>>>

配方及用法 黄芪100克，甘草50克。水煎服。

【荐方人】河北 袁增喜

用薄荷、肉桂等治牙痛>>>>

配方及用法 薄荷、肉桂、细辛、良姜各10克。上药10克为3剂药量，把10克各分成3份（即每剂为 3.333 克），水煎早晚分服。

【荐方人】河南 王传华

荆芥、黄芩等可治牙痛 >>>>

配方及用法 荆芥 15 克，黄芩 6 克，防风、升麻、连翘、生地、栀子、大黄、甘草各 9 克，竹叶为引，水煎服。

【荐方人】河南 张晓阳、谢怀盈

七叶一枝花治风热牙痛 >>>>

配方及用法 七叶一枝花 10 克，冰片 1 克，食醋 20 克。上药共研细末，用食醋拌均匀，成团状，敷于患牙痛处，日用数次。

【荐方人】湖南 徐南雄

细辛、生石膏治风火牙痛 >>>>

配方及用法 生石膏 45 克，细辛 4.5 克。2 味药水煎 2 次，将 2 次药液混匀，一半漱口，一半分 2 次服下，每日 1 剂。

【出处】《山西中医》1986 年第 3 期

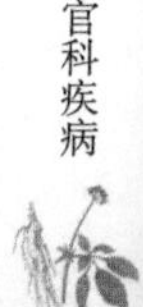

第六节 口疮

硼砂治复发性口疮 >>>>

配方及用法 硼砂20克，药溶于80～100毫升冷开水中，配制成2%～3%溶液。患者以此溶液于饭后漱口或刷牙，每天2次以上，长期坚持使用。

【出处】《广西中医药》（1991年第1期）、《单味中药治病大全》

用吴茱萸治口疮 >>>>

配方及用法 取62克吴茱萸，研为细末，以少量食醋煮开2～3分钟，凉后用醋将吴茱萸调成泥状，睡前贴到两只脚心上，用绷带缠起来。次日可揭下，口疮基本痊愈，轻微患者使用1剂即愈。

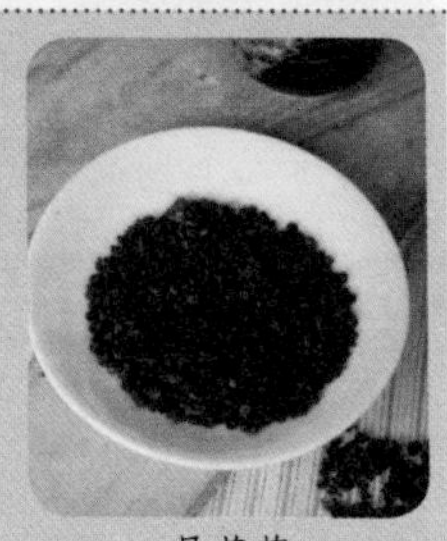
吴茱萸

【荐方人】河北 李宏发

用五倍子、枯矾治鹅口疮>>>>

配方及用法 五倍子30克，枯矾15克，食盐15克，柳树莪30克。文火烘干焙黄，研为细面，吹敷患处，每日3次。

【出处】《实用民间土单验秘方一千首》

青黛、硼砂治口腔溃疡>>>>

配方及用法 青黛30克，硼砂30克，薄荷15克，人中白30克，玄明粉15克，粉口儿茶30克，马勃15克，冰片6克。上药共研粉过细筛，装瓶密封备用。用冷盐开水口腔含漱后，将药粉撒布患处。每日3次，不易涂布之患处可用芦管吹之。

【荐方人】江苏 韩志

木附子、青黛治口腔炎>>>>

配方及用法 木附子35克，青黛20克，猪胆矾（猪苦胆装入枯矾粉阴干）25克，瑞龙脑10克，白秋霜10克。上药分别研成细粉后，按比例兑在一起，掺和均匀，贮瓶密封备用，或分成2～5克装小瓶，便于病人携带。用时用纸筒或竹管将药粉吹入患处，

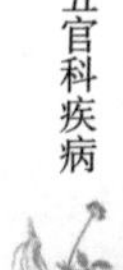

轻者日吹2～3次，甚者日吹5～6次。一般轻者1～2日显效，3～5日痊愈，甚者1～2周内可获康复。

备注 该方对口腔黏膜病变等疗效卓著，对细菌性或其他复杂因素所致的黏膜损害，以及久病寒盛的患者，需进行辨证施治，根据病情，适当配合内服药物，才能取得显著的疗效。治疗期间忌烟酒及辛辣厚味之品。

矾糖膏治顽固性口腔溃疡 >>>>

配方及用法 白矾6克，白糖4克。将上药放入器皿内，文火加热，待其熔化成膏后稍冷却即可使用。气候寒冷时需加温熔化再用。用棉签蘸本药膏涂于溃疡面上，每日1次，用药后，溃疡处疼痛增剧，口流涎水，一般3～5分钟后涎水即可消失。

备注 口中流出的涎水不可入肚。

茵陈代茶可治舌肿溃烂 >>>>

配方及用法 茵陈30克，煎汤代茶。渴时饮用，不渴时漱口，次数不限。

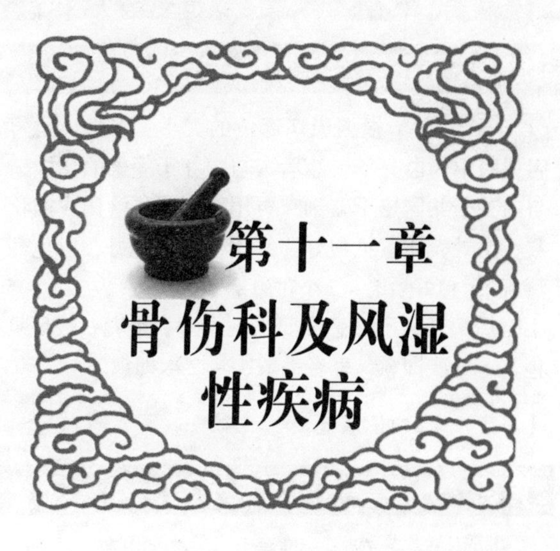

第十一章 骨伤科及风湿性疾病

第一节 类风湿性关节炎

用白芥子花椒治风湿性关节炎 >>>>

配方及用法 根据患病部位的大小、多少，到药店买回中药白芥子。然后取与白芥子等量的花椒，与白芥子共同焙干碾细，再用红壳鸡蛋清调成糊状敷于患处，用草纸包好，并用毛巾包扎好，以免药液流失。包好后5～7小时患部开始发烫，发烫3～5小时后解开，不然患部要出现小疱。重者一般反复包3～4次即愈，轻者一般1～2次即愈。

【荐方人】四川 唐德文

黄芪、丹参等治风湿关节炎 >>>>

配方及用法 黄芪、丹参各30克，川芎、赤芍各25克，当归、威灵仙各20克，独活、乌梢蛇各15克，全蝎10克。每天1剂，水煎服。病情重者每天2剂，1个月为1疗程。服药期间不加任何抗风湿西药及中成药。

【荐方人】河南 吴甲南

红花、防己等可治风湿性关节炎 >>>>

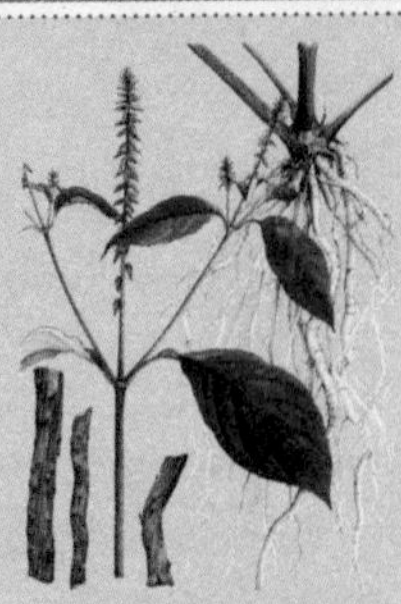
牛膝

配方及用法 红花、防己、川芎、甘草、牛膝各 18 克，草乌、川乌、当归、木瓜、五加皮各 30 克。用黄酒或白酒 1000 ~ 1500 毫升，和药共同放入罐内，封好口深埋地下，8 天后取出过滤。药渣用水煎服 2 次。药酒每日服 2 次，一次 1 ~ 2 酒盅。一般 1 剂药即可治愈。

【荐方人】河南 褚光思

天麻、牛膝等可治风湿性关节炎 >>>>

配方及用法 天麻 40 克，牛膝、制川乌、制草乌、乌梅、甘草各 20 克。将上述药物放大碗中，用白酒 500 毫升浸泡，7 天后，每天服用一杯（不超过 50 毫升），连服 10 天即愈。停药 3 天之后再服 1 剂，以巩固疗效。

【荐方人】河南 王桂英

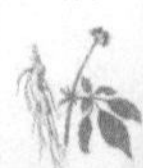

桂枝、防风等可治风湿性关节炎 >>>>

配方及用法 桂枝、防风、地风、木瓜、牛膝、甘草、自然铜、杜仲、羌活、独活、千年健、乳香、没药各9克，马钱子（去毛油炒）、麻黄各120克。研细末，炼蜜丸，每丸6克。每天早晚各服1次，每次1丸，黄酒或温开水送下。

【荐方人】北京 王金海

服生地液治风湿性关节炎 >>>>

配方及用法 干生地90克。将药切碎，加水600～800毫升，煮沸约1小时，滤出药液约300毫升，为一日量，1次或2次服完。

【出处】《中药新用》《单味中药治病大全》

当归、台参等可治风湿骨痛 >>>>

配方及用法 当归15.5克，台参31克，防风、川芎、桂尖、秦艽、炙甘草各15克，焦白术、牛膝、苍术各18克，寄生、白芍、木瓜、茯苓、钩藤、元肉、红枣各31克，熟地62克，三花酒泡1个月。每日早、晚服用，每次30～60克。

第二节 腰腿痛

马钱子、地龙治腰腿痛 >>>>

配方及用法 制马钱子30克，地龙20克，全虫、川木瓜、制乳香、制没药、川牛膝各10克，共研细末，用黄酒或白开水冲服。每日1次，每次2.5～3克。

【出处】《商丘科教》

骨碎补、狗脊可治腰腿痛 >>>>

配方及用法 骨碎补100克，狗脊150克，核桃肉（或花生米）50克，红枣10枚，猪尾巴1条（切碎）。将以上诸味合在一起，并加入少许盐同煎食；能饮酒者以酒送服。每日1～2次，2日见效，一般3～5日可愈。

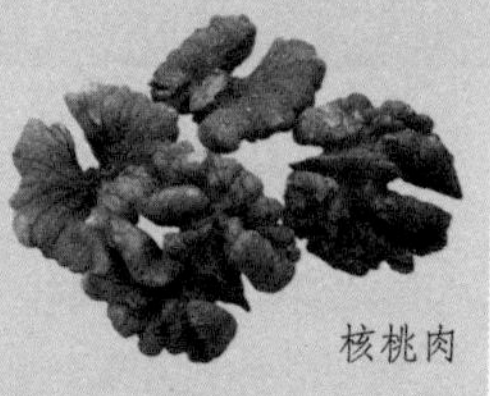
核桃肉

【荐方人】河南 陶冶青

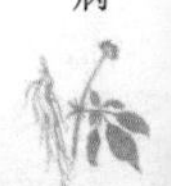

花旗参蒸猪肉治气虚腰痛 >>>>

配方及用法 花旗参3克，猪肉酌配，将花旗参切片，蒸猪肉食尽。

【荐方人】辽宁 李峻峰

吃猪腰杜仲可治腰痛病 >>>>

配方及用法 猪腰2个，杜仲30克。将杜仲放锅里炒断丝（断开无丝为止），再将猪腰剖开洗净，共入砂锅中，加水炖熟。吃猪腰，饮汤。

【荐方人】河南 郭大儒、祁玉梅

杜仲、续断等可治腰肌劳损 >>>>

配方及用法 杜仲、续断、生地、赤芍、当归、桃仁、鲜生姜各10克，红肉桂、台乌药、玄胡、灵香各6克。每日1剂，水煎服。一般服药1～10剂即可显效，20剂根治。对肾虚腰痛、风湿腰痛、淋证腰痛、瘀血腰痛也有一定疗效。

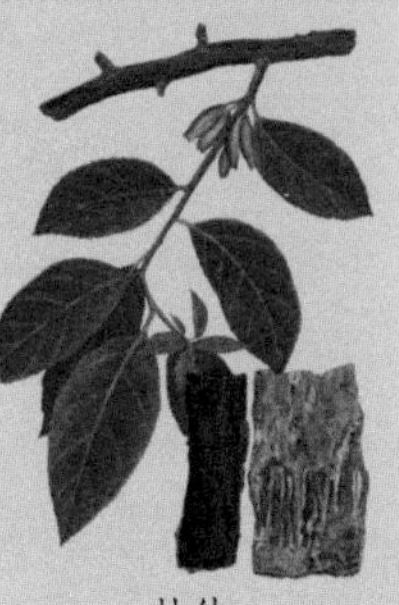
杜仲

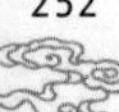

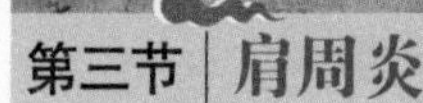

第三节 肩周炎

五角星根可治肩周炎 >>>>

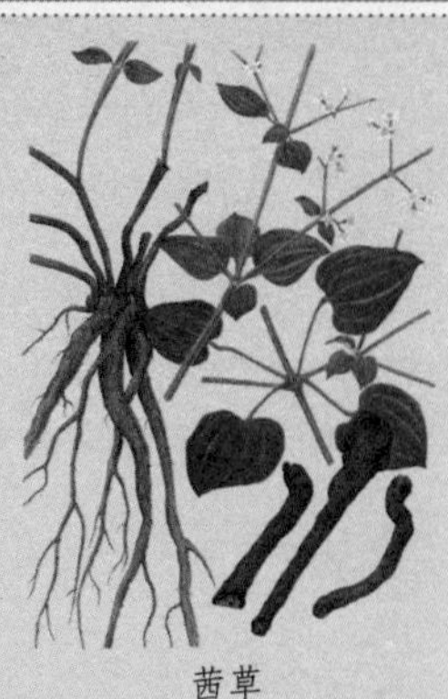

茜草

配方及用法 五角星根40克，倒崖根20克，韶叶细辛、桂皮、川芎、茜草、指甲花各15克。这7味药无毒。五角星根、倒崖根可到山上采挖，指甲花又名凤仙花（其子又名急性子，但子不能代替）。这7味药用50度以上白酒浸泡1周后，每日服3次，每次50毫升。服药时倒一点药酒加热后擦患处至发热。最多2剂即可根除病痛。该药方还可治风湿性关节炎。

【荐方人】湖南 汪家荣

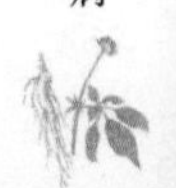

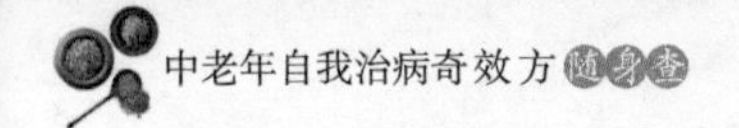

忍冬藤泡白酒可治肩周炎 >>>>

配方及用法 忍冬藤250克，白酒250毫升。用时将上药兑入两倍量净水中浸泡，晚上7～9点（戌时）用文火炖至忍冬藤烂熟。晚上9～11点（亥时）滤出药液，趁热一次服下；将药渣用生白布包好，热敷患侧肩部，使其微有汗出。此时患者自觉疼痛减轻，可令其安睡，待1～3时（丑时）醒来就会疼痛消失，活动自如。

【荐方人】河南 庞士统

故纸、防风治肩周炎 >>>>

配方及用法 故纸、防风、防己、炮姜、乳香、没药、秦艽、杜仲、元胡、独活、茯苓、桃仁、红花各15克，续断、当归、地龙各20克，鸡血藤、薏苡仁各30克，肉桂枝、细辛各10克，木瓜25克。上药粉碎成极细面，每次6克，温开水送下。每日3次，20天为1疗程。类风湿加蜈蚣15克，全蝎10克，炙川乌10克。

【荐方人】辽宁 白宝成

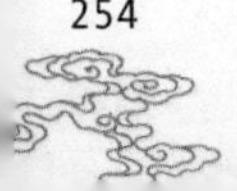

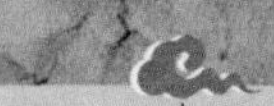

第四节 跌打损伤、扭伤

黄枝子、乌药等治跌打损伤 >>>>

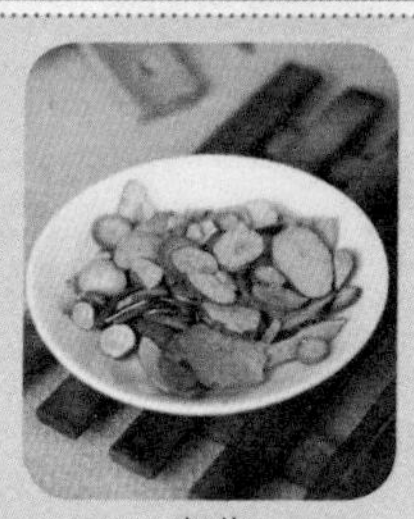

乌药

配方及用法 黄枝子2份，乌药1份，桃树枝心1份，樟树枝心1份。将上药分别晒干，研成细粉，分装保存备用。用时，以水和50%酒精调成糊状，再加上适当的面粉，混合搅匀。然后摊在塑料布上（用药量根据扭伤的面积而定），厚约0.3厘米，外敷于患处，用绷带包扎固定，以防药液外溢。冬季可2～3天换药1次，夏季1～2天换药1次，以保持其湿润。

【荐方人】广东 黄世藩

羌活、桂枝治软组织损伤 >>>>

配方及用法 羌活、桂枝、荆芥、防风、川芎、炒赤芍、苏木、当归、枳壳、泽兰、葱头。水煎服，

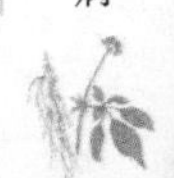

加白酒60毫升兑入。

功效 治跌打损伤。

用泽兰、苏木治软组织挫伤 >>>>

配方及用法 泽兰8克，苏木10克，丹参30克，川楝子12克，枳壳10克，黄芩12克，虎杖18克，五指毛桃30克。将上述药水煎，每日1剂，饭前服，每日2次，连服5～10剂；病久者需服20～25剂。

【荐方人】福建 戴义龙

三七、大黄可治尾骨跌伤 >>>>

配方及用法 三七、大黄、丹皮、枳壳、大蓟、小蓟各15克，当归、白芍、生地各25克，红花5克，桃仁14枚，用水酒各半煎服；再另取6克水蛭切碎，以烈火炒至焦黑，研末，放入上药中口服。最多3剂，不再疼痛。

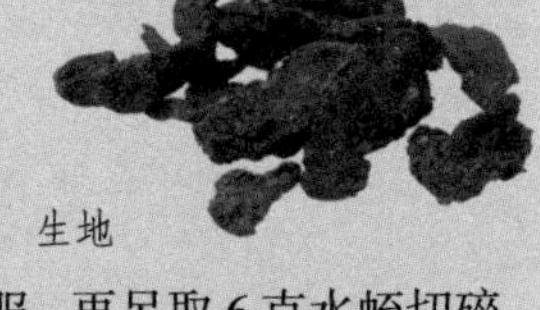
生地

备注 水蛭必须炒黑，万不可半生，否则对人体有害。

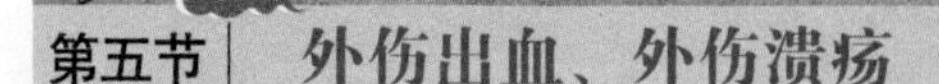

第五节 外伤出血、外伤溃疡

铁线草治创伤出血 >>>>

配方及用法 将铁线草去掉枯老根茎和枯叶，取鲜嫩尖部晒干研细过筛备用。用时将药粉直接撒在创面，可立即止血止痛。每天换药1次。创口多则7天，少则4天即可生肌愈合。

【荐方人】四川 朱厚银

当归、汉三七治刀伤出血 >>>>

配方及用法 当归、汉三七各3克，老枣树皮9克，共研末，敷伤口。

功效 止血、结痂快。

用生石灰、大黄治刀伤 >>>>

配方及用法 生石灰（陈久者佳）120克，生大黄30克，同炒至石灰呈粉红色，大黄呈焦褐色，

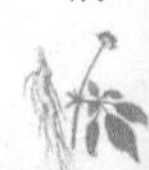

共研细粉备用。根据外伤创口大小取适量撒患处，覆盖消毒纱布，胶布固定，或用干净白布裹敷。

备注 上药研细末后应密封保存，防止受潮变质，影响疗效。

牛胆、石灰治外伤出血 >>>>

配方及用法 牛胆1个，石灰20～30克。取石灰装牛胆内，以胆汁浸没石灰为度，置通风处阴干，去皮研末装瓶备用。遇各种外伤出血时，取少许敷伤口血立止。

【荐方人】湖南 张冬兰

仙鹤草、艾叶治外伤出血 >>>>

配方及用法 仙鹤草、艾叶（端午艾为正品）。①用仙鹤草鲜叶打烂敷伤口，能立即止血，口嚼更佳。只用一次，不沾生水，不要换药，用净布包扎（不可用胶布）。只要血管不断，药干了伤口也愈合好了。用药期间禁吃黄豆、虾、螃蟹。②用艾叶全草晒干制成粉，可与云南白药媲美。

【荐方人】江西 郭宏开

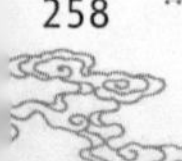

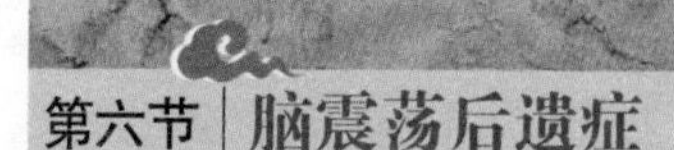

第六节 脑震荡后遗症

牛膝、生龙骨等可治脑震荡综合征 >>>>

配方及用法 牛膝50克，生龙骨60克，生牡蛎60克，赭石30～50克，半夏15克，乳香、没药各15克，红花15克，赤芍15克，当归15克，川芎35克，甘草10克。恶心呕吐严重者加柿蒂、竹茹，皮下血肿加三七，失眠心悸加枣仁、珍珠母，其他随症加减。龙骨、牡蛎、赭石要打碎先煎20～30分钟，然后加入其他药再煎20分钟取汁。每次200毫升，每日服3次。

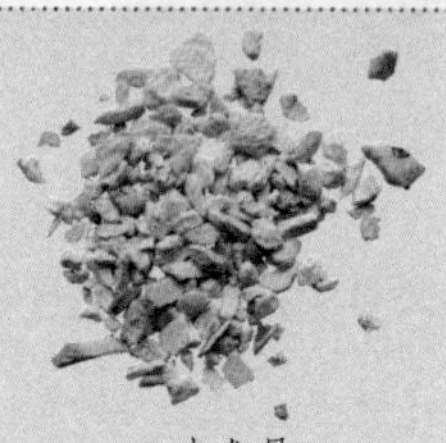

生龙骨

【荐方人】四川 朱厚银

猪脑、天麻等治脑震荡后遗症 >>>>

配方及用法 猪脑1具，天麻15克（切片），枸杞子25克。猪脑去筋膜，洗净，同天麻、枸杞子

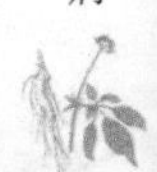

共放入碗内，加水少许蒸熟。吃脑饮汤。

功效 养血，祛风，安神。用治脑震荡后遗症。

当归尾、钩藤等治脑震荡 >>>>

配方及用法 当归尾 15 克，钩藤、丹参、川续断、狗脊、威灵仙各 20 克，何首乌、天麻、桂枝各 10 克，蜈蚣、穿山甲各 12 克，白芍 25 克，生甘草 9 克。将上药水煎 3 次后合并药液，分早、中、晚 3 次口服，每日 1 剂。1 周为 1 个疗程，直至痊愈为止。

【荐方人】江苏 葛培基

乌龟头、黄瓜子治脑震荡 >>>>

配方及用法 乌龟头 1 个，黄瓜子 9 克，黄酒适量。将乌龟头用干燥箱干燥，黄瓜子晒干，同研为细末。分 3 次服，黄酒送下。5 个乌龟头为 1 剂，轻症服 2 剂后，症状消失；重症服 4 剂后，病情减轻，连服五六剂可愈。

功效 安神定志。用治脑震荡后遗症，症见头昏、头痛、健忘、失眠、注意力涣散等。

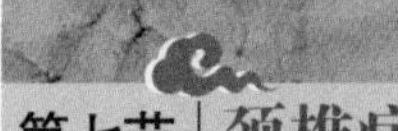

第七节 颈椎病

用黄豆枕头治颈椎病 >>>>

方法 养将2500克左右的黄豆晒干拣净后，装进一个用布缝好的口袋里，把口袋当枕头用。

【荐方人】湖北 朱达银

桂枝加葛根汤治疗颈椎病 >>>>

配方及用法 桂枝、白芍各18克，甘草12克，葛根25～40克，生姜6克，大枣6枚。局部凉甚加附子；颈项沉困加羌活、独活；手臂麻木加当归、川芎、川牛膝；病程较长加天麻、全蝎、地龙；肾虚者加鹿角霜、山茱萸、威灵仙。水煎服。每天1剂，20天为1疗程。

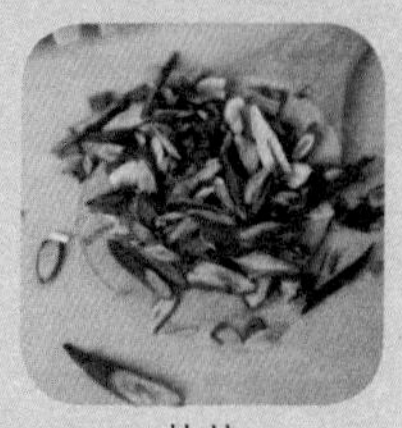

桂枝

功效 颈椎病良药。

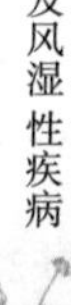

当归、川芎等治颈椎病 >>>>

配方及用法 当归、川芎、桂枝、川乌、鸡血藤、红花各 10 克，白芷 12 克，苏木 15 克，仙鹤草 9 克。将上药共研细末，混合均匀后装入布袋内，并将袋口缝合备用。将药袋放在颈部，用细绳固定，白天用之，夜间摘掉。一般用此药袋治疗 3 ~ 5 天后，局部疼痛明显减轻，半个月可达到治愈的效果。如患腰腿痛时，将药袋固定在疼痛部位，同样可获得很好的疗效。

【出处】《老年报》（1996 年 4 月 18 日）

全当归、细辛等治颈椎病 >>>>

配方及用法 全当归、三七、红花各等量。将上药共研为极细末，过 120 目筛后，装瓶备用。用时，每次服 3 克，用黄酒或温开水送服。本方也可做成胶囊吞服，每粒重 0.5 克，每次服 4 ~ 5 粒，每日 3 次。10 天为 1 个疗程。

【荐方人】山西 葛建奎

第八节 | 骨质增生、腰椎间盘突出

盐炒茴香热熨法治骨质增生 >>>>

配方及用法 取小茴香50克，食盐500克（细盐为好）放入锅内炒热，装入布袋，外用毛巾包裹后置于骨质增生部位。每日1次，每次半小时，30天为1疗程。用药3～5天见效，1疗程后痛止。

【荐方人】宋珍

白花蛇、威灵仙治骨质增生 >>>>

配方及用法 白花蛇4条，威灵仙72克，当归、土鳖虫、血竭、透骨草，防风各36克。共碾细末，过筛。每次服3克，每天服2次，开水送服。以上为一个月药量，服完即症状消失。

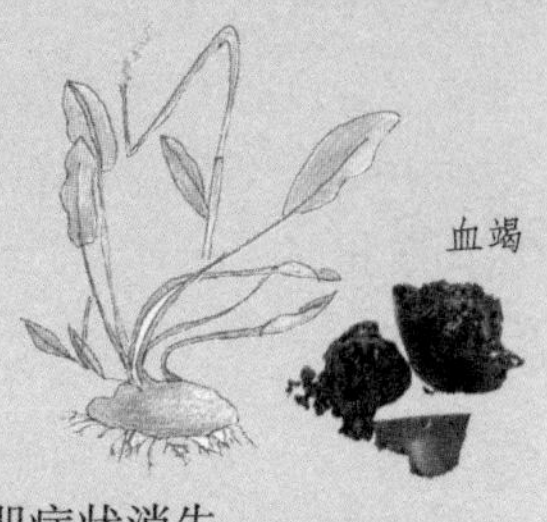

功效 治疗骨质增生症。

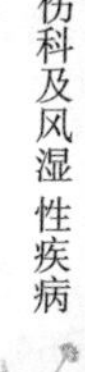

杜仲、羊藿叶等治腰椎增生 >>>>

配方及用法 杜仲15克，羊藿叶12克，肉苁蓉18克，补骨脂10克，鹿含草、当归各12克，丹参30克，红花、莱菔子各10克，水煎服，每日1剂。

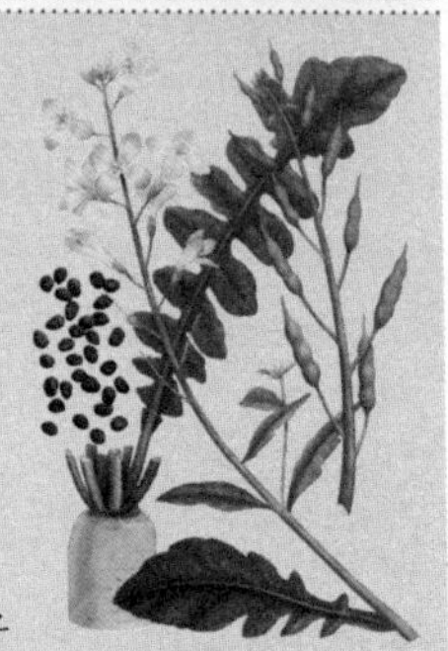
莱菔子

【出处】《实用专病专方临床大全》

威灵仙、肉苁蓉治足跟骨质增生 >>>>

配方及用法 威灵仙15克、肉苁蓉15克、熟地15克、青风藤15克、丹参15克。上肢麻、痛者加姜黄10克；下肢麻痛加怀牛膝10克。每天1剂，煎2遍和匀，1日2次分服。或研末炼蜜为丸，每粒10克，每服1粒，日2次。

功效 主治颈椎、腰椎及足跟骨质增生，老年骨关节炎疼痛等。

第九节 足跟痛、足跟骨刺

用荞穗、防风等治足跟痛 >>>>

配方及用法 荞穗、防风、蝉蜕、透骨草、川椒、乳香、没药、天虫各3克。上药共研细末后，装入小薄布袋中，用胶布或布带捆绑固定在脚后跟上，或固定在袜子后跟上，24小时不离脚。10天左右即可痊愈，男女皆宜。

上述药量，仅是一只脚的用药，如双脚痛，药量要加倍，用同样方法治疗。

【荐方人】辽宁 孙占林

温补肾阳汤治疗足跟痛 >>>>

配方及用法 鹿角胶、龟板各15克，熟地、当归、牛膝、茯苓、杜仲、菟丝子、党参各10克。另用硫黄末每天3次，每次1克。水煎服，每日1剂。

功效 温补肾阳，益精填髓。

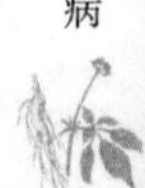

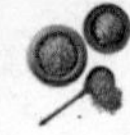

食醋熏蒸治跟骨骨刺 >>>>

配方及用法 新砖一块，在火上加热至发红后放于一瓷盆内，将食醋2500毫升泼于砖上，然后将患足置于其上并以小棉被覆盖进行熏蒸，直到蒸汽消散为止。每日2次。

【荐方人】河南 秦化鹏

用川芎药袋垫鞋治足跟骨刺痛 >>>>

配方及用法 川芎45克，研成细末分装在用薄布缝成的布袋里，每布袋装药末15克。将药袋放在鞋里，直接与痛处接触，每次用药1袋，每天换药1次。3个药袋交替使用。换下的药袋晒干后仍可再用。

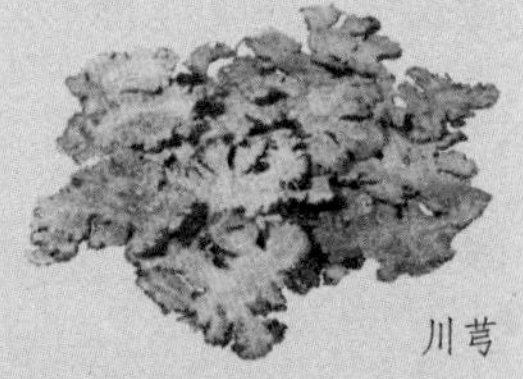
川芎

【出处】《四川中医》（1989年第3期）、《单方偏方精选》

第十节 骨折

旋覆花白糖治骨折 >>>>

配方及用法 旋覆花15克，白糖31克（按伤部大小加减）。将旋覆花为末，和白糖放入锅内，加适量水熬成浓膏，涂于筋断处，10日后解开，视筋断处两头各生一小疙瘩，再敷20日即完好如初。

【荐方人】湖北 张松岩

虎骨、龙骨王治骨折 >>>>

配方及用法 虎骨30克，龙骨王50克，公丁20克，土鳖50克，续断50克，青皮40克，川乌30克，油朴30克，台乌50克，苏木40克，大黄100克，没药30克，自然铜30克，红花30克，赤芍40克，猴骨50克，血竭20克，香附30克，乳香30克，姜黄100克，山药30克。虎骨、猴骨沙炒，血竭另碾放入，乳香、没药去油，自然铜醋煅，诸药碾细成末，和匀瓶装备用。本方外敷、内服均可。内服每次5克，每日3次。

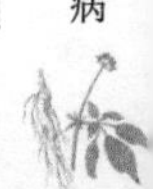

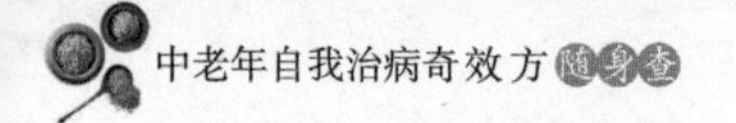

【荐方人】四川 王兴荣

双乌、附子治锁骨骨折 >>>>

配方及用法 川乌、草乌、附子、姜黄、桂枝、白芷、山栀、黄芩、细辛各20克，乳香、没药、儿茶、土鳖虫、自然铜各15克，三七、血竭各25克。上药共研细末，凡士林调外敷，胶布固定后外用毛巾固定。

【荐方人】黑龙江 陈佰奎

桑白皮、五加皮等治胳膊骨折 >>>>

配方及用法 桑白皮、五加皮、血竭花、儿茶、海螵蛸、乳香、没药、煅牡蛎各50克。用乌鸡1只，去毛去内脏后，连肉带骨血油等与上药共捣如泥状，摊在药布上待用。将骨折处先整理好，用摊在药布上的药包好，再用夹板固定，记好时间，到4小时把药去掉。不可超过时间，否则骨痂增大影响疗效。如患处出血，可少加麝香于药内。

【荐方人】辽宁 石明远

第十一节 | 骨髓炎、股骨头坏死

牡蛎、蜈蚣粉治骨髓炎 >>>>

配方及用法 煅牡蛎30克，蜈蚣3条。瓦上焙黄，共研细面。先用五枝（杨、柳、桃、槐、艾）煎水，洗净疮口，再将药面倒入疮孔内，患处流出溃腐液即愈。

【出处】《实用民间土单验秘方一千首》

麝香、牛黄治骨髓炎 >>>>

配方及用法 麝香、牛黄各6克，僵蚕30克，蜈蚣3条，血竭、冰片、朱砂各6克。上药研极细末和匀，贮瓶备用。用时取药粉少许外敷伤口及死骨上。

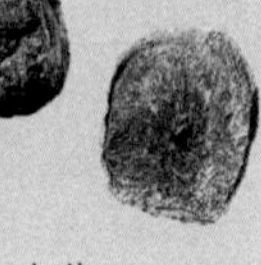
牛黄

功效 腐蚀死骨。

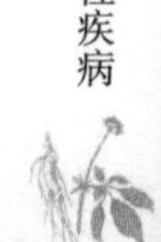

白砒、明矾治骨髓炎 >>>>

配方及用法 白砒、明矾各30克，雄黄10克，乳香、朱砂、冰片各6克。将砒矾二药研成细末，入小罐内煅至青烟尽，白烟起时，停火放地一宿，取出研末加朱砂、雄黄、乳香、冰片共研细末，米糊为条。用时取药条塞入窦道，瘘管。

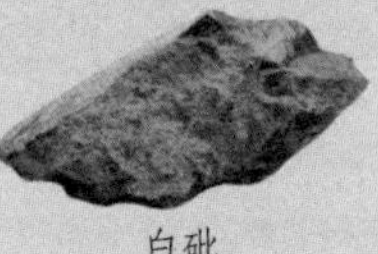
白砒

功效 活血化瘀，解毒止痛，腐蚀瘘管。

白芷散治关节积液 >>>>

配方及用法 白芷适量。上药研细末，黄酒调敷于局部，每天换药1次

功效 此方治疗关节积液有良效，一般7～10天关节积液即可吸收。

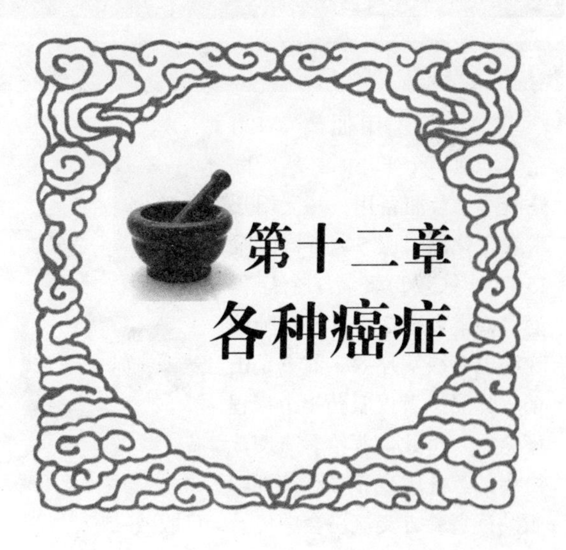

第十二章 各种癌症

第一节｜肺癌、鼻咽癌、喉癌

用仙鹤草治肺癌 >>>>

•配方及用法 用仙鹤草120克与水煎一个半小时，然后再滤液蒸干装瓶备用，每天用开水或含化后口服5～6次。服15剂可见效，轻者1个疗程治愈，重者需2个月，对肺癌晚期也有缓解疗效。此方是山东一肺癌患者仅服药1个疗程痊愈后，将此方荐给验方交流协会的。此方现正在云南西双版纳读者验方交流协会中传治，已收效25人。

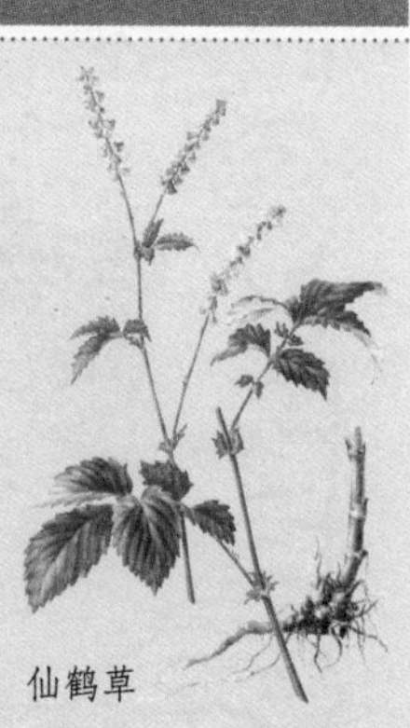
仙鹤草

【荐方人】云南 云湘

用五叶汤可治肺癌 >>>>

•配方及用法 玉米叶60克，桑叶15克，竹叶6

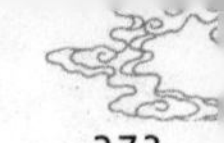

克，枣叶 30 克，大青叶 15 克。用新鲜玉米叶先煎，再和其他叶煎。文火煎 10 分钟，或开水泡当茶饮。每日可饮数次，每日量为 500 毫升。

【荐方人】山西 张玉和

用连翘、荆芥等治晚期鼻咽癌 >>>>

配方及用法 连翘、荆芥、双花、白芷、黄芩、桑皮、玄参、地丁各 15 克，防风、薄荷、栀子各 10 克，射干、生地各 20 克，甘草 7.5 克，水煎服，每日 1 剂。同时，将硇砂 25 克，黄连 15 克研末后以 2 个猪胆汁调匀，用于滴鼻，每天 3 ~ 5 次，直到痊愈为止。

【荐方人】山东 王学庆

用石竹根治鼻咽癌 >>>>

配方及用法 石竹根 30 ~ 60 克，生用，水煎服，每日 30 ~ 60 克。

备注 如寻找不到石竹根，也可用石蝉草代替，剂量用法均不变。

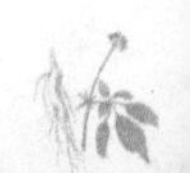

用垂盆草白英治肺癌转移 >>>>

配方及用法 垂盆草、白英各 30 克，水煎服，每日 1 剂。

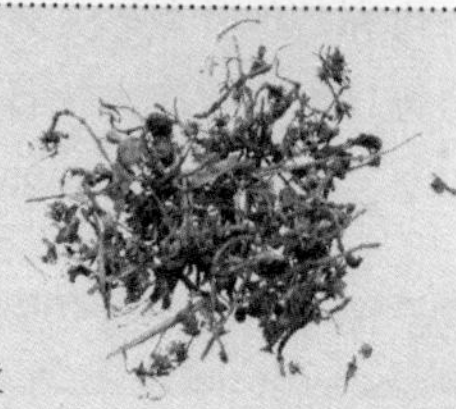
垂盆草

【出处】《千家妙方》（解放军出版社）、《癌症秘方验方偏方大全》

用石上柏治喉癌 >>>>

配方及用法 石上柏全草（干用）10 ~ 60 克加瘦猪肉 30 ~ 60 克或红枣数个，清水 8 ~ 9 碗煎 6 小时成 1 碗左右，内服，每天 1 剂。

【荐方人】江西 陈日林

第二节 食管癌、胃癌

用复方壁虎酒治食管癌 >>>>

配方及用法 黄酒 1000 毫升，泽漆 100 克，壁虎 50 克，蟾皮 50 克，锡块 50 克。将泽漆、壁虎、锡块、蟾皮装入消毒的容器内（禁用铁铝制品），再将黄酒加入，每日搅动 2 次，注意密封，浸泡 5 ~ 7 天，滤过药渣，静置 2 天即可服用。1 日 3 次，1 次 25 ~ 50 毫升，饭前半小时服，天冷时可温服。能进食后，每次再调服壁虎粉 2 克及蟾皮粉 1 克。

【出处】《癌症秘方验方偏方大全》

用炙华蟾皮等治食管癌 >>>>

配方及用法 炙华蟾皮、炙守宫、生全蝎、土元、三七、人参各 9 克，泽漆、炒白术、炙黄芪、熟地、半枝莲、白芍各 10 克，鳖甲、炙莪术、炙三棱、川芎、当归尾、金不换、生大黄、茯苓、重楼、炙元胡、姜南星、天花粉、生甘草各 15 克，八月扎、八角莲、

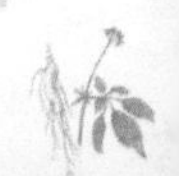

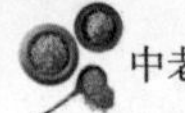

蒲公英、赤芍各20克，蜈蚣、白花蛇各2条。加水约1千克煎服，每日早、晚各服1次，饭后服用，每剂药可煎3次，20天为1个疗程。

【荐方人】安徽 马斌

用童母鸡汤治中晚期食管癌>>>>

•配方及用法 童母鸡7只，烹熟烂成汤，适量频服。另用生大黄3克煎水与飞炼后的蜂蜜对匀频服，并艾灸食道的体表部位，每日1次。至患者能咽下半流质食物，再依法治疗半年可恢复健康。

【荐方人】宁夏 孙希圣

用云苓、鸡宝等可治胃癌>>>>

•配方及用法 云苓、鸡宝、台党、白及、酒白芍、黄奉天各10克，甘草、藿香、干白各6克，砂仁、炮姜各5克，生薏米、白花蛇舌草、孩儿喜食草、红糖各30克。上药清水煎，每日分2次，每隔6小时1次，饮前温服，每日1剂，一般3剂见效，10剂可愈。

【荐方人】江苏 宋成宽

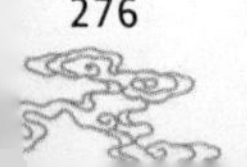

大黄可治胃癌出血 >>>>

配方及用法 单味大黄粉或片，每日 2 ~ 4 次，每次 3 克，温开水送服。

【出处】《癌症秘方验方偏方大全》

用人参、白术、茯苓治中晚期胃癌 >>>>

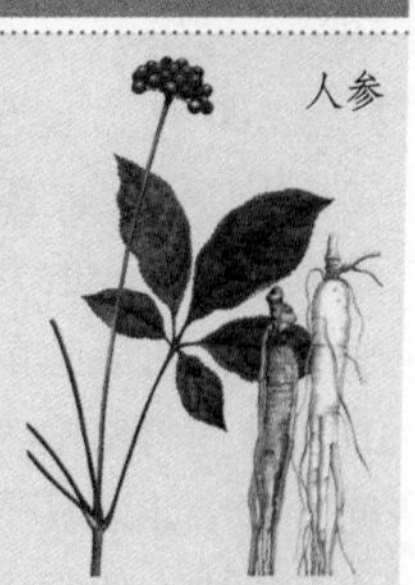
人参

配方及用法 人参 10 克，白术 20 克，茯苓 10 克，甘草 5 克，陈皮 10 克，半夏 5 克，三棱 15 克，莪术 15 克，枳实 10 克。每剂加水适量煎 2 次，药液合一，分 2 次口服。早饭后、午饭后停一个半小时各服半剂药液，如不能口服可一次直肠灌注。每疗程 1 个月，每天 1 剂，一般需 3 个疗程以上。肿块消失减去三棱、莪术，再加以巩固。脾肾阳虚加干姜 5 克，肉桂 3 克；胃阴不足加百合 10 克，沙参 10 克，枸杞子 10 克；肝郁脾虚加柴胡 6 克，香附 6 克，山药 10 克；余毒盛加半枝莲 30 克，肿块难消加天龙 5 克，鸡内金 15 克。

【荐方人】山东 姜华南

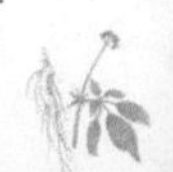

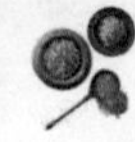

用当归、川芎、青陈皮等治食管癌>>>>

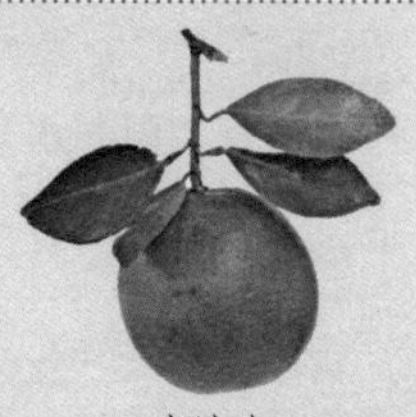
青陈皮

配方及用法 当归、川芎、青陈皮、南星、牙皂、沉香、制乳没、三棱、莪术、三七、槟榔、桃仁、朱砂、琥珀、川贝、半夏、枳壳各10克，金礞石30克（另包），小麦面粉80克，好醋500克。上药共研细末后，用醋和小麦面粉拌匀，用铁锅文火打成熟面糊，凉凉后和上药末拌匀，做成绿豆大小的丸，金礞石末为衣，然后晒干，装瓶备用。每晚睡前凉开水冲服5粒为基础数，以次日晨肚内打咕噜为标准。大便稀溏为药物作用，不必处理。如果服药后肚内无感觉，第二晚可服7粒，直到肚内有感觉为止（视病情而定，每晚增2粒）。忌绿豆、小米、南瓜、狗肉、凉饭。

【荐方人】云南 云湘

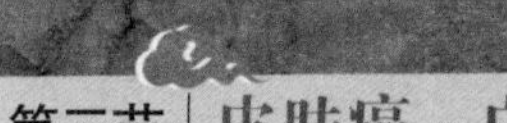

第三节 皮肤癌、白血病（血癌）

用鸦胆子仁治鳞状上皮癌 >>>>

配方及用法 鸦胆子仁。第一周内服鸦胆子仁每次9粒，第2周每次10粒，第3周每次11粒，第四周每次12粒，第五周每次15粒。均每日3次，用桂圆肉包裹，饭后吞服。

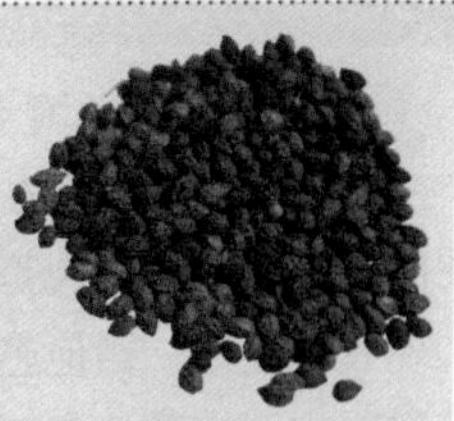

鸦胆子仁

外搽鸦胆子仁凡士林膏：将鸦胆子仁捣碎，与凡士林混合，拌匀，外敷患处，每日1次。

【出处】《癌症秘方验方偏方大全》

用白砒条、一效膏治皮肤癌 >>>>

配方及用法 白砒条：白砒10克，淀粉50克。一效膏：朱砂50克，炙甘石150克，冰片50克，滑石粉500克，淀粉100克。将白砒条方加水适量，揉成面团，捻成线条状，待自然干燥备用。将一效

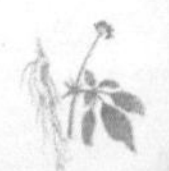

膏方加麻油适量，调成糊状。局部常规消毒后，于肿瘤周围，间隔 0.5 ~ 1.0 厘米处刺入白砒条，深达肿瘤基底部，在肿物周围形成环状，外敷一效膏。

【荐方人】辽宁 田素琴

大蒜可治疗皮肤癌 >>>>

• 荐方由来 美国有一位叫柯尔比 · 阿伦的男子在手指甲受感染溃烂时，采用大蒜头治疗，发现效果极好。当他患皮肤癌时，就决定用大蒜头与癌魔对抗。他把大蒜头捣烂，放在纱布上，然后把包了蒜头的纱布包在患处。一天之后，患处流出水来，气味难闻。2 ~ 3 天后患处便结了小疤。在 10 天内，共换了 4 次蒜头药料，那个疤就好了，患处不痛了。再用大蒜头包扎 7 天便痊愈。他又用大蒜头捣烂敷其他患处，全部治愈。

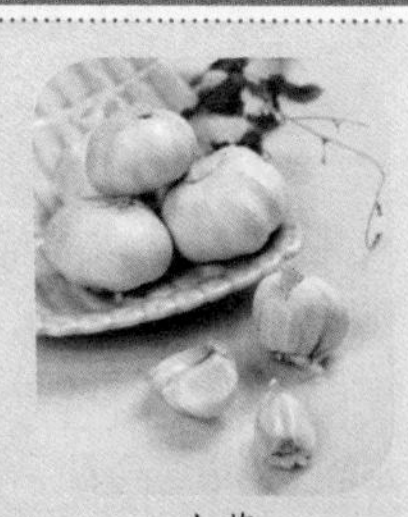
大蒜

【出处】【出处】广西民族出版社《农村致富技术精选》

壁虎治急性淋巴细胞性白血病 >>>>

配方及用法 壁虎适量。焙干研末为散，每服2～3只，日服3次，开水送服。

【出处】《单味中药治病大全》

夏枯草、生地等可治急性白血病 >>>>

配方及用法 夏枯草、生地、紫草、山豆根各12～18克，白花蛇舌草20～30克，重楼9克，金银花15～24克，土茯苓30克，山慈姑9克，半边莲18～24克。水煎服，每日1剂。

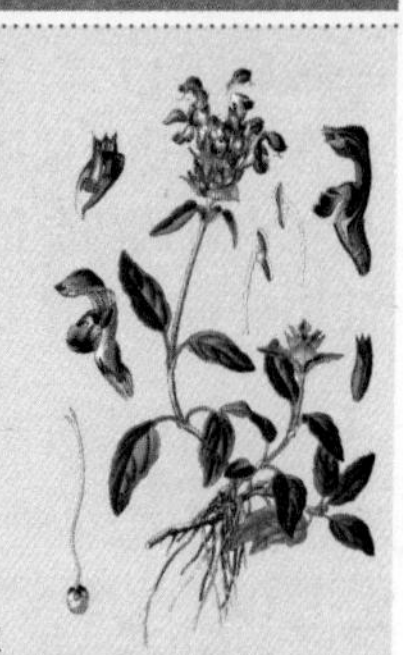
夏枯草

【出处】人民卫生出版社《抗癌中草药制剂》

蟾酥软膏治皮肤癌 >>>>

配方及用法 取蟾酥10克，溶于30毫升清洗液中，再加入40克磺胺软膏。上药调匀，每次适量外敷癌瘤处。

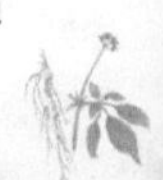

【出处】解放军出版社《千家妙方》

用蟾蜍酒治白血病 >>>>

•配方及用法 蟾蜍15只（每只重125克），黄酒1500毫升。将蟾蜍剖腹去内脏洗净，与黄酒放入瓷罐中封闭，置入铝锅内加水蒸2小时，将药液过滤即得。每天服3次，每次服15～30毫升，饭后服。一般服药15天，间隔15天，连续用药直至症状完全缓解。其后维持缓解治疗。在治疗过程中不用其他抗白血病药，但需配合抗感染、输血、补液、纠正电解质紊乱等支持疗法。

【出处】《辽宁中医杂志》（1984年第4期）、《单方偏方精选》

水煎半枝莲等可治急性淋巴性白血病 >>>>

•配方及用法 半枝莲、夏枯草、白花蛇舌草、天门冬、鳖甲、蒲公英、紫花地丁、生地、熟地、太子参、玉竹、旱莲草、猫爪草各30克，龙葵、丹参、地骨皮各15克，胡黄连、全蝎各10克，三七粉2克。上药水煎2次，早、中、晚分3次服。

【荐方人】河北 金芝玉

当归、白芍、桑葚等可治白血病 >>>>

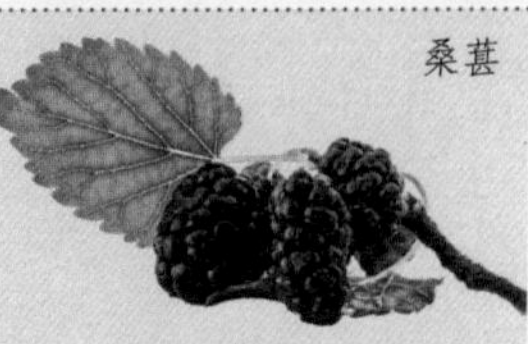

配方及用法 当归、白芍、桑葚、枸杞子、五味子、菟丝子、狗脊、山楂各15克，首乌14克，杜仲、巴戟、槐花（炒）、木通各12克，内金、血余炭、人参各6克，红枣9个，龟板、鳖甲各18克，茯苓2克。上药水煎2次，每次20～30分钟，取汁300毫升，分早、晚2次服用，24剂为1个疗程。病情好转后改服白血救生丸：海参干品60克，豹骨100克，牛骨髓100克，当归、牛膝、白芍、女贞子、熟地黄、鹿角胶、紫河车、黄精、黄芪、菟丝子、五味子各50克，红枣肉500克，白鸽2只取血。上药研成细面，制成丸剂，每丸重12克，日服2～3次，每次1丸。

备注 治疗2例，完全康复。

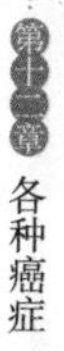

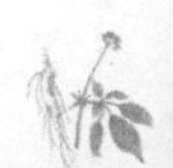

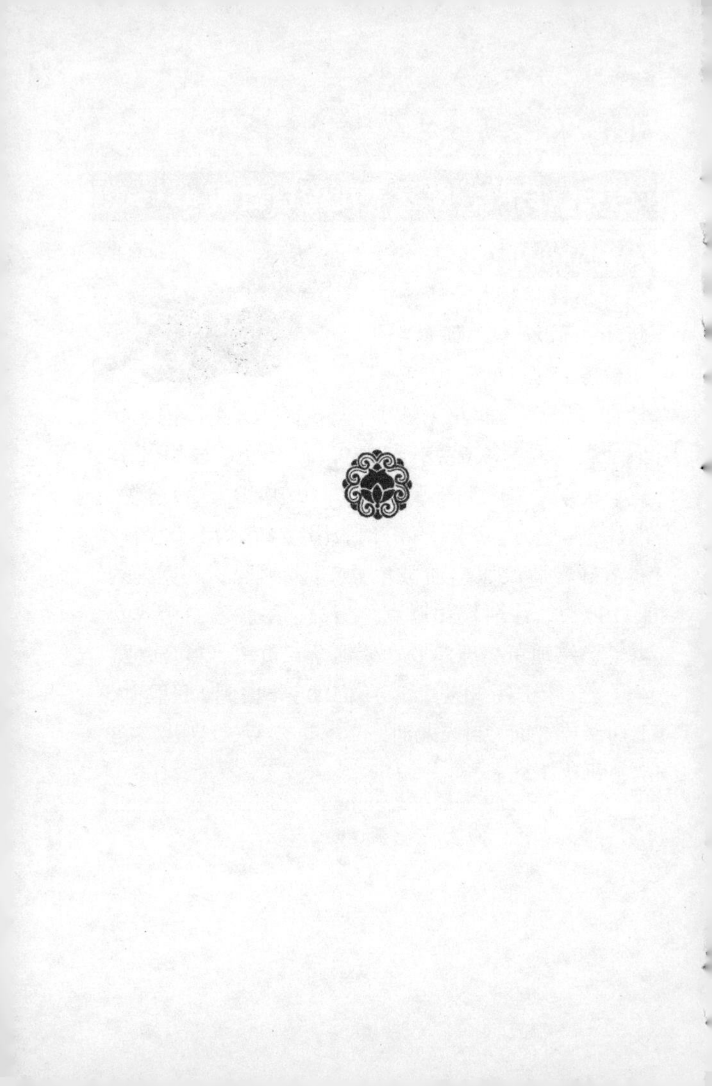